AF578112

El A, B y E de la enfermedad pulmonar obstructiva crónica (EPOC)

Actualización 2024

Samuel Pecho Silva
Kovy Arteaga Livias
Ana Claudia Navarro Solsol
José Alberto Pineda Bonilla

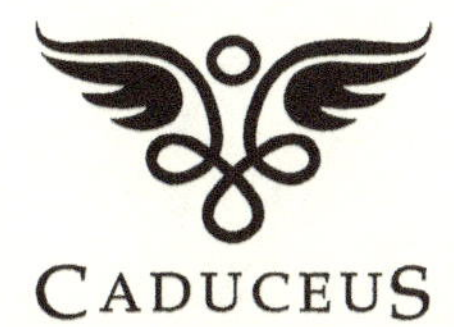

CADUCEUS

EL A, B Y E DE LA ENFERMEDAD PULMONAR OBSTRUCTIVA
CRÓNICA (EPOC)
Actualización 2024

Kovy Arteaga Livias
Ana Claudia Navarro Solsol
José Alberto Pineda Bonilla

Editado por: Corporación Ígneo, S.A.C.
para su sello editorial Caduceus
José Olaya 169, Ofic. 504, Miraflores. Lima, Perú
Primera edición, mayo, 2024

ISBN: 978-612-49439-9-7
Impresión bajo demanda

Hecho el Depósito Legal en la Biblioteca Nacional del Perú N° 2024-02439
Se terminó de imprimir en mayo del 2024 en:
ALEPH IMPRESIONES SRL
Jr. Risso Nro. 580 Lince, Lima

www.grupoigneo.com
Correo electrónico: contacto@grupoigneo.com | Teléfono: +51 955 071 270
Facebook: Grupo Ígneo | X: @editorialigneo | Instagram: @grupoigneo

Contenido

SEGUNDA PARTE

TERCERA PARTE

CUARTA PARTE

QUINTA PARTE

SEXTA PARTE

Sobre el libro

Autor y editor principal

Samuel Pecho Silva

Soy un médico neumólogo peruano con más de 15 años de experiencia en el ámbito neumológico clínico y más de 10 años en el ámbito neumológico ocupacional, egresado de la Universidad Nacional Mayor de San Marcos. En esa institución también cursé los estudios de segunda especialización en neumología, teniendo como sede docente al Hospital Nacional Edgardo Rebagliati Martins.

En la actualidad, cuento con un máster en Ecografía Clínica para Emergencias y Cuidados Críticos, un Mini Máster en Ecografía de Tórax y un diplomado en Ecografía en el Paciente Crítico. Egresé de la maestría en Epidemiología Clínica y Bioestadística y cuento con un diplomado en Epidemiología. He culminado también otros diplomados académicos en auditoría médica basada en la evidencia y en salud ocupacional.

Soy profesor invitado de pre y posgrado en diversas universidades públicas y privadas de Perú y también soy profesor invitado en la maestría en salud ocupacional, dentro del capítulo de enfermedades pulmonares ocupacionales. He sido profesor principal y diseñador de programas académicos, como los diplomados en el manejo integral de la COVID-19, en el manejo integral de la tuberculosis y en neumología.

Soy un investigador peruano de nivel IV, con registro en Scopus ID: 57216928385 y en ORCID 0000-0002-7477-9841, en donde tengo más de 40 artículos científicos publicados alcanzando un h-Index de 7. He sido revisor invitado de revistas científicas nacionales e internacionales, así como asesor de tesis de futuros neumólogos.

Mi actividad clínica la desarrollo en el Hospital Nacional Edgardo Rebagliati Martins. Soy fundador del Grupo Peruano de Salud Respiratoria. Con anterioridad, he publicado algunos manuales, como el *Manual de manejo de las reacciones adversas a los fármacos antituberculosis* y el *Manual básico de broncofibroscopía y procedimientos endoscópicos*. Los años de trabajo clínico, ocupacional y en investigación desarrollados en el campo de la enfermedad pulmonar obstructiva crónica es lo que me llevan a desarrollar y publicar este libro científico, en conjunto con grandes amigos y coautores.

Coautores

Ana Claudia Navarro-Solsol

Médica cirujana, egresada de la Universidad Nacional de Ucayali. Investigadora peruana Nivel VI con Scopus ID: 57217015815 y registro ORCID 0000-0001-8983-4324.

Kovy Arteaga-Livias

Especialista en Enfermedades Infecciosas y Tropicales. Universidad Nacional Hermilio Valdizán. Investigador peruano Nivel III.

José Pineda Bonilla

Médico neumólogo egresado de la Universidad Nacional Mayor de San Marcos con Segunda Especialidad en Neumología, Maestría en Salud Ocupacional y Doctorado en Medicina por la misma universidad. Docente permanente y presidente del Comité de Postgrado de Neumología de la misma universidad. Ganador del premio

Kaelin en Ciencias de la Salud, Protocolos de investigación 2022 de EsSalud. *Speaker* en congresos mundiales de la especialidad.

Revisores

Howard Espinoza Holgado

Médico neumólogo del Hospital Nacional Edgardo Rebagliati Martins, EsSalud.

Gustavo Coronado Cumpa

Médico neumólogo de la Clínica La Luz y Clínica Padre Luis Tezza.

Carlos Enrique Aliaga Bardales

Médico residente de 4to año por la Universidad Peruana Cayetano Heredia de la sede del Hospital Nacional Cayetano Heredia; en la actualidad, médico neumólogo.

Distribución: versión 1.0, 2024.
Actualización programada: cada 2 años.

Dirigido a todo profesional de la salud nacional y extranjero: estudiantes de ciencias de la salud, internos de medicina y de las ciencias de la salud, médicos serumistas, médicos generales, médicos internistas, médicos residentes de neumología, médicos neumólogos y médicos de especialidades afines e interesados en general.

Dedicatoria

Queremos dedicar este libro a cada uno de los pacientes con EPOC que hemos conocido a lo largo de nuestra carrera profesional, muchos de ellos, amigos nuestros y que son la fuente de inspiración para nuestra capacitación diaria y para la elaboración de este libro.

Agradecimientos

A cada uno de los miembros del equipo editor, a los autores y a los revisores y a los pacientes con EPOC, a quienes dedicamos todo nuestro empeño.

Introducción

La enfermedad pulmonar obstructiva crónica (EPOC), aunque es definida como «una enfermedad común, prevenible y tratable», es hasta el día de hoy, la tercera causa de muerte a nivel mundial. La EPOC representa el 6 % de todas las causas de muertes globales. El impacto de la enfermedad y su mortalidad es mayor en países de ingresos bajos o intermedios, en donde ocurren el 80 % de estas muertes.

El principal factor de riesgo para desarrollar EPOC es muy conocido y es el hábito de fumar cigarrillos de tabaco y de nicotina. Sin embargo, su consumo, no está prohibido. Otros factores de riesgo, entre ellos, el uso de madera para cocinar (combustión de biomasa) se estudia para determinar el real impacto en la prevalencia e incidencia de la enfermedad, sobre todo, en países en donde el hábito de fumar no es tan frecuente.

Hasta la fecha no se cuenta con un tratamiento que detenga o, al menos, enlentezca la evolución de la enfermedad, pero sí existen medicamentos que pueden aliviar los síntomas y mejorar la calidad de vida de los pacientes con EPOC, sin embargo, estos medicamentos tienen un costo elevado, sobre todo, para países de ingresos bajos o intermedios.

El presente libro tiene como objetivo describir, de una forma íntegra, a la EPOC, desde sus bases fisiopatológicas, hasta su correcta clasificación y tratamiento y así brindar a la comunidad médica, la oportunidad de tener en sus manos la información científica que les permita brindar una atención de calidad a los pacientes afectados por esta enfermedad.

A continuación, se detalla el glosario de términos según el orden de aparición en el libro:

- **EPOC:** enfermedad pulmonar obstructiva crónica.
- **OR:** chance de que un evento ocurra en los expuestos.
- **EAEPOC:** exacerbación aguda de la EPOC. Períodos puntuales de empeoramiento agudo de los síntomas respiratorios.
- **GOLD:** estrategia global para el diagnóstico, manejo y prevención de la EPOC, por sus siglas en inglés.
- **PLATINO:** Proyecto Latinoamericano de Investigación en Obstrucción Pulmonar. Estudio de base poblacional para medir la prevalencia de la EPOC en São Paulo (Brasil), Ciudad de México (México), Montevideo (Uruguay), Santiago de Chile (Chile) y Caracas (Venezuela).
- **PREPECOL:** estudio de prevalencia de EPOC en cinco ciudades colombianas situadas a baja, media y gran altitud.
- **VEF1:** volumen espirado forzado al primer segundo. Volumen máximo de aire que puede ser expulsado de manera explosiva, en el primer segundo de la maniobra que conduce a la medición de la capacidad vital forzada (CVF) medido por espirometría.
- **PRBD:** prueba de respuesta al broncodilatador. Evaluación del VEF1 luego de aplicar un broncodilatador y su comparación con el VEF1 antes de su aplicación y los cambios que se producen en él.
- **VEF1/CVF:** relación o ratio entre el valor absoluto del VEF1 y de la CVF que puede ser expresado en %.
- **LIN:** límite inferior de la normalidad.
- **LSN:** límite superior de la normalidad.
- **CV:** capacidad vital (lenta). Es el volumen máximo de aire que puede ser exhalado desde la posición de máxima

inspiración que suele ser igual al volumen máximo de aire que puede ser inhalado desde la posición de volumen residual. Si se aplica fuerza para la exhalación se conoce como CVF (capacidad vital forzada) y si se aplica fuerza para la inhalación se conoce como CVFi (capacidad vital forzada inhalatoria).

- **CPT:** capacidad pulmonar total (TLC, por sus siglas en inglés). Es todo el aire que pueden contener los pulmones en el punto de una máxima inspiración forzada. Es medido, de manera habitual, mediante la pletismografía.
- **CRF:** capacidad funcional residual. Es la suma de los volúmenes residual y volumen de reserva espiratorio (VRE).
- **VR:** volumen residual, es el volumen de aire que permanece en los pulmones luego de una espiración máxima o también se denomina como el aire que permanece en los pulmonares luego de eliminar la CV, ya sea de manera forzada o no.
- **DlCO:** difusión de monóxido de carbono. Prueba que mide la velocidad con la que el CO se difunde, a través de las membranas del alveolo, intersticio y capilar pulmonar.
- **BD:** broncodilatador, medicamento usado en la PRBD y que, de forma habitual, es el salbutamol o albuterol inhalado.
- **PRISm:** alteración espirométrica con ratio o VEF1/CVF normal (PRISm: *preserved ratio impaired spirometry*, por sus siglas en inglés), pero con alteración en el VEF1 o en algunas ocasiones en la CVF.
- **MDI:** inhalador de dosis medida (*metered dose inhalation*, por sus siglas en inglés). Dispositivo para administrar medicamentos inhalados en aerosol.
- **GEMA:** guía española para el manejo del asma.

- **AGA:** análisis de gases arteriales.
- **Escala de Wells:** escala que predice el riesgo de presentar una trombosis venosa profunda o un tromboembolismo pulmonar, a partir de variables clínicas antes de la realización de pruebas auxiliares. Determina, según el riesgo, qué prueba requiere ser aplicada o no.
- **PaO_2:** presión arterial de oxígeno, valor tomado del resultado de un AGA.
- **ODC:** oxigenoterapia domiciliaria continua. Tratamiento con oxígeno, al menos, 15 a 16 horas diarias en pacientes con insuficiencia respiratoria crónica por EPOC.
- **CPAP/VMNI:** presión positiva continua en las vías respiratorias/ventilación mecánica no invasiva. Modalidades o dispositivos diseñados para el tratamiento de la insuficiencia respiratoria aguda y crónica, en pacientes con o sin EPOC.
- **$PaCO_2$:** presión arterial de dióxido de carbono, valor tomado del resultado del AGA.
- **BODE:** (*Body mass index, airflow Obstruction, Dyspnea, and Exercise capacity*). B: índice de masa corporal (Kg/m^2); O: obstrucción de la vía aérea según el VEF1 %; D: disnea, según la puntuación en la escala de disnea mMRC y E: distancia recorrida en 6 minutos (m). Escala pronóstica de mortalidad en pacientes con EPOC.
- **SABA:** medicamento inhalado de tipo beta-2 agonista de acción corta.
- **LABA:** medicamento inhalado de tipo beta-2 agonista de acción prolongada.
- **SAMA:** medicamento inhalado de tipo anticolinérgico de acción corta.

- **LAMA:** medicamento inhalado de tipo anticolinérgico de acción prolongada.
- **T½:** tiempo de vida media o semivida de un medicamento.
- **DPI:** *dry-powder inhaler.* Dispositivo para administrar medicamentos inhalados en polvo.
- **SMI:** *soft-mist inhaler.* Dispositivo para administrar medicamentos inhalados a través de «niebla».
- **CI**: medicamento inhalado de tipo corticoide.
- **CAT** (COPD *Assessment test* o escala para valorar la gravedad de la EPOC): cuestionario autoaplicable que evalúa la severidad clínica de la EPOC.
- **mMRC:** Sigla derivada del inglés *modified Medical Research Council* o escala modificada de disnea del Consejo de Investigación Médica.
- **PCR:** proteína C reactiva. Reactante de fase aguda medido en sangre.
- **Rpm:** respiraciones por minuto.
- **FiO_2:** fracción inspirada de oxígeno.
- **Lpm:** latidos por minuto.
- **ACO:** *asthma COPD overlap,* por sus siglas en inglés. Paciente que desarrolla EPOC teniendo, de manera previa, asma.
- **FeNO:** fracción exhalada del óxido nítrico.
- **HAP:** hipertensión arterial pulmonar.

PRIMERA PARTE

EPOC: fisiopatología, clínica y diagnóstico

Definición de la enfermedad pulmonar obstructiva crónica (EPOC)

Para las diferentes instituciones internacionales y guías de manejo, la enfermedad pulmonar obstructiva crónica (EPOC) es «una enfermedad común, prevenible y tratable que se caracteriza por síntomas respiratorios persistentes y limitación del flujo aéreo debido a anomalías de las vías respiratorias o alveolares, por lo general, causadas por una exposición significativa a partículas o gases nocivos».[1-13]

Dentro de la definición de la EPOC se incluye a la exacerbación aguda. La EPOC puede cursar con periodos puntuales de empeoramiento agudo de los síntomas respiratorios, denominados exacerbaciones agudas (EAEPOC), que contribuyen con la morbimortalidad de la enfermedad, en la mayoría de los pacientes.

También se incluye dentro de la definición la presencia de comorbilidades, ya que la EPOC se asocia también a enfermedades crónicas sistémicas concomitantes (comorbilidades), que aumentan su morbilidad y mortalidad.[4,8,10,14-17]

Factores de riesgo

El principal factor de riesgo para la EPOC es el hábito de fumar cigarrillos de tabaco y nicotina. Entre un 80 y un 90 % de pacientes con EPOC, han sido o son fumadores. Un fumador actual o activo tiene un OR: 3,2 (2,5-4,0) para desarrollar EPOC y el haber sido fumador alguna vez, determina que tenga un OR: 2,3 (2,0-2,5) para desarrollar EPOC.

También hay otros factores de riesgo, como la exposición a contaminantes ambientales y ocupacionales y a combustibles de biomasa.[18] La exposición a la biomasa tiene un OR de 1,4 (1,2-1,7) para desarrollar EPOC y la exposición ocupacional al polvo o al humo tiene un OR de 1,4 (1,3-1,6).

Otros factores que pueden incrementar el riesgo de desarrollar EPOC están vinculados con el género; el sexo masculino se relaciona a un OR de 2,1 (1,8-2,3), el índice de masa corporal (IMC) inferior a 18,5 kg/m^2 a un OR de 2,2 (1,7-2,7). Además, un estudio poblacional encontró que el tener asma persistente severa, no controlada en la niñez, era un factor de riesgo para desarrollar EPOC en la adultez.[3,19,20] El bajo peso al nacer podría incrementar hasta en 3 veces el riesgo futuro de desarrollar EPOC.[11]

Perú es un país de baja prevalencia de fumadores, por lo que la EPOC, ocasionada por la exposición a combustibles de biomasa, como agente causal, podría ser una forma más común que en otros países del hemisferio norte. Sin embargo, el real impacto de la exposición a biomasa, así como el tiempo necesario de exposición entre otros factores asociados, aún se desconoce del todo.

Hay factores dependientes del huésped que predisponen a los individuos a desarrollar EPOC, entre ellos se encuentran: las anomalías genéticas, el desarrollo pulmonar anormal, el envejecimiento acelerado, las infecciones a repetición, el uso excesivo de antibióticos, el vapeo, el uso de cigarrillos electrónicos, etc.[5,6,8,19,21]

Epidemiología

Más de tres millones de personas murieron de EPOC en el año 2012, lo que representa el 6 % de todas las muertes a nivel mundial. The Global Burden of Disease reportó una prevalencia de 521 millones de casos de EPOC en el año 2016. El 5 % de todas las muertes mundiales, ocurridas en el año 2015, fueron causadas por la EPOC.[1,8,14]

En el año 2019, la prevalencia mundial de la EPOC entre personas de 30 a 79 años fue del 10,3 %, según la definición de caso de GOLD, lo que se traduce en 391,9 millones de personas. La prevalencia general de EPOC, según la definición GOLD, entre personas de 30 a 79 años, fue más alta en la región del Pacífico occidental, con 11,7 %, y más baja en la región de las Américas con 6,8 %.[4,9,14,21]

Para el año 2019, la EPOC ya era la tercera causa de muerte a nivel mundial, representando el 6 % de todas las causas de muertes globales. El 80 % de muertes por EPOC ocurren en países de ingresos bajos o intermedios. En el año 2022, la EPOC seguía siendo una de las tres principales causas de muerte y el 90 % de estos decesos ocurrieron en países de ingresos bajos o intermedios.[5,7,8]

Aparte de su alta mortalidad y morbilidad, la EPOC también genera un incremento en los gastos socioeconómicos y un impacto significativo en la productividad laboral de los países. Los estudios poblacionales, PLATINO y PREPOCOL, estiman una prevalencia de EPOC, en grandes ciudades latinoamericanas, que oscila entre el 6,2 % y el 19,6 %, en individuos de 40 años o más, con tasas importantes de subdiagnóstico (hasta el 89 %), pero también de sobrediagnóstico, en su mayoría debido a la falta de confirmación espirométrica.[3,4,14]

Estos hallazgos se confirmaron en una reciente revisión que evaluó la prevalencia de la EPOC, mediante el uso de cuestionarios y espirometría portátil, en un pequeño número de ciudades de la región de América Latina. Esta revisión informó que la prevalencia estaba entre el 7,8 % y el 19,7 %. En Perú se estima una prevalencia del 6 % (5,1 % a 6,8 %) siendo un poco mayor en ciudades de la costa, que en las de la sierra. Perú no es aún un país con alta prevalencia de EPOC.[8,14,21]

Fisiopatología

En el estudio inicial de Charles Fletcher y Richard Petto del año 1977 se estimaba que la caída del VEF1 anual, como una forma de medir la pérdida de función pulmonar, era mayor en fumadores activos, comparados con exfumadores y no fumadores, y que la mejor forma de reducir esta caída era dejando de fumar.

Recientes estudios estiman que, en promedio, los pacientes con EPOC pierden en promedio 33,2 ml/año de VEF1. Un 38 % de los pacientes con EPOC pierden más de 40 ml/año de VEF1 y un 31 % pierden menos de 20 ml/año de VEF1. Esta fisiopatología básica ha cambiado bastante en los últimos 40 a 45 años.[1,3-5,8,14]

Injuria externa a la vía aérea o al parénquima pulmonar

En la actualidad, se puede resumir la fisiopatología de la EPOC como un proceso en el cual una injuria externa (tabaco, contaminantes ambientales, combustión de biomasa, polución, virus, bacterias u otros) agrede a la vía aérea o al parénquima pulmonar.[22]

Esta injuria externa genera lo siguiente:

- Inicio de un proceso continuo de oxidación de membranas, de ADN y de proteínas estructurales. Debido a un aumento de elementos oxidativos, entre ellos el incremento de las especies reactivas de oxígeno y nitrógeno.
- Activación de protooncogenes (Nf-Kb y MUC5AC).
- Reclutamiento de neutrófilos. Con la consiguiente liberación de sus citoquinas proinflamatorias (catepsina G y B, elastasa, proteasas, etc.) y la liberación de IL 1B, 11, 6 que lleva al incremento del FNT-alfa.
- Activación de linfocitos TH1.
- Aparición de eosinófilos en la vía aérea en algunos casos de EPOC.
- Pérdida de elementos antioxidantes como el sistema del glutatión.[3,15-17,19,23]

Cambios anatómicos e histopatológicos en la bronquitis crónica

Desde el punto de vista anatómico e histológico, se producirán los siguientes cambios:

- Hiperplasia de glándulas mucosas.
- Contracción persistente del músculo liso bronquial y bronquiolar.
- Hipersecreción mucosa.
- Acúmulo de células inflamatorias en la luz bronquial.
- Impactación de tapones mucosos.
- Disfunción ciliar.
- Colonización bacteriana de la vía aérea.

Todo esto conducirá a la reducción de la luz del bronquio y bronquiolo, con la consiguiente resistencia al flujo aéreo y el atrapamiento de aire. Este atrapamiento se hace más manifiesto con el ejercicio o las actividades diarias, lo que se denomina «hiperinsuflación dinámica» que disminuye la capacidad inspiratoria y la tolerancia del paciente con EPOC a realizar actividades diarias rutinarias.[3,17,20,24]

Aumento de proteasas

Los procesos que conllevan a un aumento de proteasas lesionan a los alveolos (parénquima pulmonar), rompiendo sus paredes y formando grandes «sacos alveolares» (enfisema) no funcionantes, con un aumento de la compliancia y una disminución de la elasticidad (*recoil*) pulmonar. Esto agrava el atrapamiento de aire y la hiperinsuflación.

Cuando se lesionan los alveolos, la difusión de gases se ve afectada, el espacio muerto aumenta a expensas del espacio muerto alveolar y la reparación aberrante con proliferación de fibroblastos genera zonas cicatriciales que se entrecruzan con las zonas alveolares desestructuradas, lo que genera trastornos difusos y marcados de la relación ventilación/perfusión.[3,4,16,24]

Tipos especiales de macrófagos

Una teoría reciente postula la existencia de dos tipos especiales de macrófagos alveolares innatos, que juegan un rol fundamental en la génesis de la EPOC. Los macrófagos M1 que, a menudo, son antiinflamatorios, que cuando pierden su función, serán responsables de defectos en la fagocitosis y en la génesis de la esferocitosis. Además, promoverán la colonización bronquial por bacterias, la inflamación y la producción de sustancias proinflamatorias, citoquinas y una matriz de metaloproteinasas, agravando el trastorno de difusión.

Por su parte, la disfunción de los macrófagos M2 generará la producción de esputo, la mayor frecuencia de exacerbaciones, la obstrucción de la vía aérea, el enfisema y los síntomas respiratorios característicos.[3,17,23]

Procesos fisiopatológicos

En los estudios médicos, a los dos procesos fisiopatológicos se les ha denominado los fenotipos «bronquitis crónica» y «enfisema pulmonar». Sin embargo, en la práctica clínica, ambos suelen estar presentes en un mismo paciente, reciben un tratamiento farmacológico y no farmacológico semejante, son productos de la misma fisiopatología y requieren de la confirmación espirométrica para ser considerados como EPOC.[3,4]

Bronquitis crónica

La «bronquitis crónica» se define, desde un punto de vista clínico, como la producción de expectoración, durante al menos tres meses seguidos, en dos años consecutivos. Para efectos prácticos, se puede considerar como la producción habitual de expectoración, en fase estable, de la EPOC. Es un factor de riesgo de agudizaciones frecuentes y tiene un impacto importante en la calidad de vida de los pacientes.[3,17]

Enfisema pulmonar

El enfisema pulmonar puede definirse como la inflamación y la remodelación de las vías respiratorias pequeñas, con fibrosis peribronquiolar progresiva. Es decir, la bronquiolitis crónica fibrosante representa la enfermedad más común subyacente a la EPOC, debido al aumento extenso de la resistencia de las vías respiratorias pequeñas.[15,17]

Con la progresión natural de la enfermedad en las vías respiratorias pequeñas que afecta a los bronquiolos intraacinares respiratorios, muy a menudo, se observa el desarrollo asociado de otra forma de enfisema, que comienza en el centro del lóbulo secundario, el llamado enfisema centrolobulillar, que puede progresar y hacerse confluente (pancinar) y, que al final, compromete extensas zonas pulmonares.[14,17]

Los principales determinantes de la obstrucción del flujo, van desde el aumento de la resistencia, hasta el colapso espiratorio de las vías respiratorias pequeñas y la pérdida del retroceso elástico con progresión de la gravedad de la EPOC.[4,5]

Desde un punto de vista funcional es un trastorno obstructivo irreversible

Desde el punto de vista funcional, se tendrá un trastorno obstructivo, en la prueba de respuesta al broncodilatador (PRBD), definido para la EPOC, como una relación VEF1/CVF menor a 70 %, por lo general, acompañado de una disminución del VEF1 %. La CVF podrá ser normal o estar disminuida en la espirometría.

Esta disminución del VEF1/CVF y VEF1 con o sin CVF disminuida, se suele acompañar de otras alteraciones de los volúmenes pulmonares dinámicos o estáticos:

- Capacidad pulmonar total (CPT) normal o aumentada (mayor a 120 % o mayor al LSN). Al aumento de la CPT se le conoce como hiperinsuflación.
- Capacidad residual funcional (CRF) aumentada: a este fenómeno funcional se le conoce como atrapamiento de aire, que puede producirse en reposo o por el ejercicio o actividades diarias. El aumento de la CRF disminuye la CI y está asociado al aumento de las hospitalizaciones,

aumento de la intolerancia al ejercicio, aumento de la disnea y de la mortalidad.[25]

- Volumen residual (VR) normal o aumentados (mayor a 140 % o mayor al LSN). A este fenómeno funcional se le conoce como atrapamiento aire.
- Capacidad inspiratoria (CI) disminuida.
- Incremento en la relación CRF/CPT o en la relación VR/CPT. Al aumento de la CRF/CPT por encima de 50 % y/o al aumento del VR/CPT por encima de 35 % se le conoce como hiperinsuflación pulmonar en presencia de CPT mayor a 120 %. Si la CPT es normal, entonces forman parte del atrapamiento de aire.
- Disminución del flujo inspiratorio pico.
- Disminución del flujo espiratorio mesoespirado (FEF25-75 %).
- Capacidad de difusión de monóxido de carbono corregida por la hemoglobina (DlCOc) disminuida (menor al 80 % o menor al LIN).
- Resistencia de la vía aérea incrementada.[1,3,4,8,10,11]

Aunque el valor fijo de VEF1/CVF, menor a 70 % usado para reconocer un trastorno obstructivo, puede subestimar o subdiagnosticar casos de EPOC, en personas jóvenes, y al mismo tiempo sobreestimar o supradiagnosticar casos de EPOC en personas de edad avanzada, sigue siendo el estándar diagnóstico.[11]

Sin embargo, nuestra visión indica que, para el diagnóstico funcional de un trastorno obstructivo que corresponda a un paciente con EPOC, se utilice el criterio espirométrico de un VEF1/CVF inferior al LIN luego de la aplicación del broncodilatador (PRBD). El LIN se calcula en función de la edad, el sexo, la raza y la talla de cada paciente y es por lo tanto más preciso e individualizado.[3,11,19,26]

Respuesta al broncodilatador

Los pacientes con EPOC, a diferencia de lo que, de manera habitual, se cree, también muestran una buena respuesta al broncodilatador.

La definición clásica de respuesta al broncodilatador es el aumento del VEF1 en el posbroncodilatador de más de 12 % y de más de 200 ml, con respecto al VEF1 medido, previo al uso del BD.

Entre el 30 y el 50 % de pacientes con EPOC presentan una PRBD positiva, sin que esto signifique un diagnóstico de asma o de un síndrome Asma-EPOC (ACO). Esta respuesta al broncodilatador puede ser incluso mucha mayor, tanto en el porcentaje como en los valores absolutos, en cuánto más severa sea la obstrucción al flujo aéreo medido por el VEF1.[27,28]

Definición actual de la prueba de respuesta al broncodilatador

En la actualidad, una prueba de respuesta al broncodilatador positiva, se define como el aumento de más del 10 % del VEF1 utilizando la siguiente fórmula:

Valor porcentual de la respuesta al broncodilatador =
(Valor absoluto del VEF1post-BD – Valor absoluto del VEF1pre-BD) /
Valor absoluto del VEF1 predicho o teórico

El VEF1post-BD es el valor absoluto del VEF1 medido luego de la aplicación del broncodilatador; el VEF1pre-BD es el valor absoluto del VEF1 medido antes de la aplicación del broncodilatador. El VEF1 predicho o teórico es el valor absoluto del VEF1 calculado para la edad, el sexo, la talla y la raza del paciente.

El término de «reversibilidad» se reserva para aquellos casos con respuesta al broncodilatador positiva y en los que, además, se cumple que la prueba de espirometría en el post-BD se vuelve normal o se normaliza. En este sentido, un paciente con EPOC puede tener respuesta al broncodilatador positiva, pero no puede tener reversibilidad.

En personas asintomáticas, sin el diagnóstico de EPOC, la presencia constante de una reversibilidad o de una respuesta positiva al broncodilatador se asocia con un probable desarrollo en el futuro de EPOC.[11]

	Pre-Bronch			Post-Bronch		
	Real	Pred	%Pred	Real	%Pred	%Cambio
---- SPIROMETRY ----						
FVC (L)	2,32	3,06	76	2,42	79	5
FEV1 (L)	1,52	2,47	61	1,62	66	7
FEV1/FVC (%)	65	82	80	67	81	2
FEF 25% (L/sec)	2,60	4,87	53	2,53	52	-3
FEF 75% (L/sec)	0,31	1,49	20	0,43	29	42
FEF 25-75% (L/sec)	0,83	2,75	30	1,10	40	33
FEF Max (L/sec)	3,69	6,04	61	3,85	64	4
FIVC (L)	1,90			2,59		36
FIF Max (L/sec)	1,31			2,31		77
---- LUNG VOLUMES ----						
SVC (L)	2,16	3,06	71	2,49	81	15
IC (L)	1,89	2,02	94	2,26	112	19
ERV (L)	0,26	1,04	25	0,23	22	-15
TGV (L)	9,00	2,47	364	3,83	155	-57
RV (Pleth) (L)	8,73	1,56	559	3,61	231	-59
TLC (Pleth) (L)	10,89	4,49	242	6,09	136	-44
RV/TLC (Pleth) (%)	80	34	236	59	174	-26

Figura 1. *Espirometría que muestra un trastorno obstructivo en el pre-BD definido por un VEF1/CVF de 65 % (menor a 70 %) y también un trastorno obstructivo en el post-BD definido por un VEF1/CVF de 67 % (menor a 70 %).* En ambos casos el VEF1 se encuentra disminuido: 61 y 66 %, en ese orden. La respuesta al broncodilatador se puede calcular de dos maneras: forma clásica (1,62–1,52) /1,52 = 6,57 % y por la forma actual (1,62–1,52) / 2,47 = 4,04 %. En ambos casos no hay respuesta al broncodilatador. Prueba Funcional que sugiere el diagnóstico clínico de EPOC. Además, se muestran otros trastornos funcionales como el aumento del volumen residual (RV), de la capacidad residual funcional (TGV), de la capacidad pulmonar total (TLC) y de la relación RV/TLC. **Fuente:** archivo personal.

La presencia de una obstrucción en el prebroncodilatador (VEF1/CVF menor a 0,7) puede hacernos sospechar de EPOC, en pacientes sintomáticos. Sin embargo, el diagnóstico se hace con el resultado obtenido de la prueba post-BD. En aquellas personas, con una obstrucción en el pre-BD, que luego de este se normaliza (VEF1/CVF mayor a 0,7), no se puede establecer aún el diagnóstico clínico de EPOC. Estas personas ameritan un seguimiento más cercano, ya que están en riesgo de desarrollar EPOC en el futuro.[25]

Conclusión

Se puede decir entonces que la EPOC es el resultado de una interacción compleja entre la exposición acumulada, a largo plazo, a gases y partículas nocivas, combinada con una variedad de factores del huésped que incluyen la genética, la hiperreactividad de las vías respiratorias y el crecimiento pulmonar deficiente durante la niñez.[3,4,19,20]

Prevención

Hasta el momento, la mejor forma de prevenir la aparición de la EPOC es no haber fumado. Otra forma de reducir el riesgo de desarrollar EPOC es dejar de fumar, aunque un exfumador siempre tendrá mayor riesgo de desarrollar EPOC que una persona que nunca fumó. Se estima que entre el 80 y 90 % de pacientes con EPOC han sido o son fumadores.

Otras medidas que pueden disminuir el riesgo de desarrollar EPOC son la alimentación y el estilo de vida saludable y la actividad física regular, aunque se desconoce el efecto real de estas intervenciones.[10,11,14,21,29]

Cuadro clínico, diagnóstico y clasificación

Cuadro clínico

Los síntomas respiratorios típicos, más comunes de la EPOC, incluyen disnea y tos crónica, con o sin producción de esputo. Puede haber un subregistro de estos síntomas, por parte de los pacientes, debido a la instalación lenta de ellos y a que suelen presentarse a edades avanzadas, y pueden ser confundidos con el proceso de envejecimiento «normal».

Otros síntomas menos comunes son las infecciones respiratorias, tanto de la vía aérea superior como inferior, recurrentes en adultos. Estas también deben llevarnos a pensar en la EPOC como una causa de ellas.[1-6,9-11]

La presencia de acropaquías, dedos en palillo de tambor con uñas en vidrio de reloj en el examen físico, constituye un signo negativo para el diagnóstico de EPOC. En casos excepcionales pueden coexistir la presencia de bronquiectasias, por otras causas, y EPOC, siendo las bronquiectasias la responsable de las acropaquias.[24,30,31]

Tabla 1. Diferencias entre los «fenotipos clásicos» de la EPOC

	Tipo A: predomina el Enfisema «soplador rosado»	**Tipo B: predomina la bronquitis crónica «abotagado azul»**
Historia y examen físico	Su mayor molestia es la disnea, que se presenta, de manera usual, luego de los 50 años. La tos es rara con expectoración mucoide. Son delgados y con pérdida de peso reciente. Se les ve incómodos al respirar y se les suele encontrar usando la musculatura respiratoria accesoria. El tórax es silencioso, sin ruidos agregados, sin edema periférico.	Su mayor molestia es la tos crónica, productiva o mucopurulenta, con exacerbaciones frecuentes debido a infecciones respiratorias. Se suele presentar entre los 30 y los 40 años. La disnea no es usual o suele ser leve. Por lo general, sin limitaciones para el ejercicio y las actividades. Suelen tener sobrepeso y cianosis. Sin embargo, lucen tranquilos en reposo. Se auscultan roncos y sibilantes.

(Continúa)

Tabla 1. Diferencias entre los «fenotipos clásicos» de la EPOC *(Continuación)*		
	Tipo A: predomina el Enfisema «soplador rosado»	**Tipo B: predomina la bronquitis crónica «abotagado azul»**
Estudios de laboratorio	Hb: 12-15 g/dL, PaO_2 65-75 mmHg con saturación normal en reposo. $PaCO_2$ entre 30 a 40 mmHg. En la radiografía se encuentra hiperinsuflación con aplanamiento de diafragmas. Las marcas vasculares están disminuidas, en particular, en los ápices.	Hb entre 15-18 g/dL, PaO_2 entre 45-60 mmHg y $PaCO_2$ entre 50-60 mmHg. La radiografía muestra marcas intersticiales, en especial, en bases. Los diafragmas se aprecian normales.
Pruebas de función pulmonar	Obstrucción del flujo de aire. Capacidad pulmonar total aumentada con DICOc disminuida. *Compliance* estática incrementada.	Obstrucción del flujo de aire. Capacidad pulmonar total normal, pero puede incrementarse, de forma ligera. DICOc normal con *compliance* estática normal.
Hemodinámica	Gasto cardíaco normal o disminuido, de forma leve. Presión de la arteria pulmonar, de forma leve aumentada en reposo y elevado en ejercicio.	Gasto cardíaco normal. Presión de la arteria pulmonar elevada y a veces muy elevada en reposo y que se agrava con el ejercicio.
Ventilación nocturna	Leve a moderado grado de desaturación nocturna que, por lo general, no se asocia a apnea obstructiva del sueño.	Severa desaturación nocturna, por lo general, asociada con apnea obstructiva del sueño.
Ventilación durante el ejercicio	La ventilación-minuto se encuentra incrementada por aumento del consumo de oxígeno. PaO_2 tiende a caer y la $PaCO_2$ a incrementarse, de manera ligera.	La ventilación-minuto se encuentra disminuida por aumento del consumo de oxígeno. La PaO_2 tiende a disminuir y la $PaCO_2$ a incrementarse.
Nota: Traducido y adaptado de[32] Diferencias entre los «fenotipos clásicos» de la EPOC. Los fenotipos clásicos no se utilizan para la clasificación de la gravedad de la EPOC. Ambos fenotipos requieren de una confirmación espirométrica para el diagnóstico de EPOC. Ambos fenotipos pueden coexistir en un mismo paciente y no son excluyentes entre sí.		

Criterios diagnósticos

El proceso se inicia con la sospecha clínica en un adulto (de al menos 35 a 40 años) fumador o exfumador, de más de 10 paquetes fumados al año, o con una exposición crónica a tóxicos inhalados y que presenta síntomas respiratorios (disnea o tos crónica con o sin expectoración asociada o infecciones recurrentes).[1-5,10,11]

No se debe realizar el diagnóstico de EPOC en los siguientes casos:

- Pacientes asintomáticos, aún con espirometría que muestre un trastorno obstructivo de la vía aérea.
- Solo por la presencia de cambios radiográficos como, por ejemplo, la sola presencia de enfisema en la tomografía de tórax en ausencia de síntomas o con espirometría normal.
- Solo por el antecedente de ser exfumador o fumador activo en ausencia de síntomas o confirmación espirométrica.

No todo exfumador o fumador requiere de una espirometría a menos que tenga síntomas respiratorios crónicos.[1,33]

No está claro los beneficios del uso de la espirometría como tamizaje en poblaciones asintomáticas, incluso, con factores de riesgo para desarrollar EPOC, por lo que su empleo no estaba recomendado.[4,34,35]

Sin embargo, en la actualidad, se sugiere el uso de la espirometría como tamizaje para la detección temprana de EPOC, en aquellas personas con factores de riesgo para desarrollar cáncer de pulmón, que son candidatas a una tomografía de tórax de baja dosis o densidad, para la detección precoz de lesiones pulmonares.[36] En este caso puntual, frente al hallazgo de lesiones pulmonares sugerentes de obstrucción de la vía aérea (enfisema, bronquiolitis, etc.), aún en ausencia de síntomas, se sugiere, a este grupo específico de personas, la realización de una espirometría.[25]

Criterio clínico

El examen físico, por sí solo, no permite establecer el diagnóstico de EPOC. Como hemos mencionado, la presencia de acropaquias aleja el diagnóstico de EPOC. El tórax en tonel, el murmullo vesicular alejado o «apagado» y el uso de musculatura accesoria, así como el fruncir los labios para espirar, son algunos hallazgos que pueden presentar los pacientes con EPOC. Sin embargo, son inespecíficos y se pueden presentar en otras enfermedades pulmonares crónicas.[4,22] Se describe también el aumento de la resonancia a la percusión del tórax en los pacientes con EPOC.

A diferencia del asma, en la EPOC no es común la presencia de sibilantes o roncantes, a pesar de ser ambas patologías obstructivas. Los sibilantes audibles, con o sin estetoscopio, nos deben hacer pensar más en asma que en EPOC, con la excepción de las EAEPOC, en donde hay un agravamiento súbito de la obstrucción basal de la vía aérea, por lo que sí se podrá encontrar sibilantes.[2,37]

Escala de disminución de la intensidad de los ruidos respiratorios (DIRR)[22]

Se ha planteado que la auscultación metódica y sistemática del tórax, de los pacientes con EPOC, puede acercarnos al diagnóstico mediante la escala DIRR. Para esto, el tórax se divide en 6 zonas: región anterior, región lateral y región posterior, de cada lado. Se asigna un puntaje según la sonoridad audible mediante el estetoscopio: 1) cero puntos: sonoridad ausente (en ausencia de derrame pleural o neumotórax); 2) un punto: ruidos respiratorios apenas audibles; 3) dos puntos: ruidos respiratorios débiles y 4) tres puntos: sonoridad normal en esa zona.

Un puntaje total ≤ 9 tiene un LR de 10,2 para una obstrucción crónica al flujo aéreo y un puntaje de 16 tiene un LR = 0,1 con lo cual el diagnóstico de EPOC se aleja, de forma significativa.

Criterio espirométrico[5,8-11,38]

La realización de una espirometría, en presencia de sintomatología respiratoria crónica y en ausencia de una exacerbación, es la prueba diagnóstica definitiva de la EPOC, sin la cual, no se puede establecer este diagnóstico hasta el momento actual.

La primera parte del estudio espirométrico comienza con la medición de la capacidad vital (CV) para lo cual se deben realizar primero, al menos tres maniobras que cumplan los criterios de repetibilidad (diferencia de la CV menor a 150 ml entre ellas).

La CV se comparará con la CVF (capacidad vital forzada) para ayudar a determinar si se ha podido medir de forma adecuada. Además, diferencias significativas entre la CV y la CVF (diferencias mayores a 200 ml) pueden indicar cambios en los volúmenes pulmonares estáticos, como un aumento de la capacidad residual funcional (CRF) o volumen residual (VR) es decir, atrapamiento de aire.

Luego, se procede a realizar la maniobra de CV forzada (CVF: inspiración máxima hasta el punto de la capacidad pulmonar total, una exhalación explosiva, continua e ininterrumpida hasta eliminar todo el aire, que corresponde a la CVF para luego y, de manera inmediata, terminar con una inhalación máxima).

Durante esta maniobra se medirán tanto el VEF1 como la CVF y, de igual forma, la capacidad vital forzada inspiratoria (CVFi). Con las 2 primeras se establecerá la relación VEF1/CVF basal o pre-BD. En esta primera parte, la prueba de espirometría forzada suele indicar una obstrucción de la vía aérea. En ocasiones, puede dar un resultado normal y, en otras, puede dar como resultado una alteración llamada PRISm (espirometría con ratio normal, pero con alteración del VEF1 o CVF por sus siglas en inglés).

El diagnóstico de EPOC se confirmará, en la siguiente parte de la espirometría, en donde se volverán a medir CVF, VEF1 y VEF1/CVF tras la aplicación del broncodilatador (prueba de respuesta al broncodilatador).[38,39]

La prueba de respuesta al broncodilatador (PRBD) se suele realizar luego de inhalar una concentración de 400 ug de salbutamol, compuesta por una concentración de 100 ug/*puff* en dispositivo MDI, a una dosis de 400 ug = 4 *puff*. Cada *puff* debe estar separado por un minuto. La medición del VEF1, CVF y VEF1/CVF post-BD se realiza luego de 15 a 20 minutos de la última aplicación de salbutamol.[10,27,40] En otras ocasiones, se puede utilizar otro broncodilatador de acción rápida, como el bromuro de ipratropio a dosis de 80 ug, aunque su utilización no está tan difundida ni aceptada. No se recomienda el uso de otros broncodilatadores.

Los hallazgos espirométricos que establecen el diagnóstico de EPOC, en un paciente con síntomas, son la presencia de un trastorno obstructivo de la vía aérea en la prueba de espirometría forzada post-BD, caracterizados por un VEF1/CVF menor a 70 %. Este valor se obtiene de dividir el valor absoluto del mejor VEF1 entre el valor absoluto de la mejor CVF realizada por el paciente y multiplicarlo por 100 (para ser expresado en %). En ocasiones, se puede expresar como un VEF1/CVF menor a 0,7. Debemos tener en cuenta que este valor puede subestimar la obstrucción en sujetos jóvenes y sobreestimar la obstrucción en personas de edad más avanzada, ya que este cociente (VEF1/CVF) desciende, desde un punto de vista fisiológico, con el envejecimiento, sin que se haya desarrollado una EPOC.[1,39]

La sola presencia de una espirometría con VEF1/CVF menor a 70 % no establece el diagnóstico de EPOC, ya que esta prueba tiene que realizarse en personas que presentan síntomas respiratorios para cumplir la definición de EPOC.[39]

Debe tenerse presente también que, durante el envejecimiento pulmonar normal, se puede observar una disminución progresiva del VEF1/CVF por lo que, a mayor edad, el VEF1/CVF será, en consecuencia, menor sin que exista EPOC. Es por este motivo que se recomienda usar el LIN del VEF1/CVF para determinar si existe o no un trastorno obstructivo.[39,41]

Entonces, el diagnóstico de EPOC se establece en una persona que manifiesta síntomas respiratorios sugerente de EPOC que, por lo general, tiene alguna exposición de riesgo y que, en el resultado de la espirometría realizada luego de la aplicación de un broncodilatador de acción corta, como el salbutamol (albuterol para los Estados Unidos), se encuentra un trastorno obstructivo de la vía aérea caracterizado por un VEF1/CVF menor a 70 %.

Tabla 2. Espirometría con trastorno obstructivo en el post-BD

	Pre-BD			Post-BD		
	Real	Predicho	%Predicho	Real	%Predicho	%Cambio
Espirometría						
CVF (L)	1,68	3,05	55	2,24	73	34
VEF1 (L)	0,90	2,42	33	1,22	50	36
VEF1/CVF %	54			55		
Volúmenes pulmonares medidas por pletismografía						
VR (L)	3,85	1,58	243	2,96	187	-23
CPT(L)	5,71	4,43	129	5,35	121	-6
VR/CPT %	67			55		
DlCOcorr (mL/min/mmHg	15,61	23,35	67			

Fuente: archivo personal del autor.

En la Tabla 2 se observa un VEF1/CVF de 55 % en el Post-BD y con VEF1 de 50 %, lo que equivale a un GOLD 2. Además, presenta respuesta al broncodilatador, con una mejoría del VEF1 del 36 %, según el criterio clásico[6] o de 13,2 %, según el criterio actual de respuesta al broncodilatador,[27,38,40] pero no se observa reversibilidad (la prueba sigue presentando un trastorno obstructivo en el post-BD). Se aprecia también un volumen residual (VR) de 187 % (VN: menos de 120 %) sugiriendo atrapamiento de aire. La capacidad pulmonar total (CPT) es normal a 121 %. En la prueba de difusión de monóxido de carbono (DlCOcorr) se evidencia una diminución moderada de 67 %. Estos son resultados compatibles con un paciente con EPOC con atrapamiento de aire.[10]

El diagnóstico de EPOC no se excluirá si el paciente tiene un marcado incremento del VEF1 o CVF, luego de la aplicación del broncodilatador (respuesta broncodilatadora positiva) cuando persiste la presencia de un VEF1/CVF menor a 70 % en el post-BD.[27-29]

La Figura 2 presenta el flujograma para el diagnóstico de la EPOC.

La clasificación de severidad de la obstrucción bronquial dentro del diagnóstico de la EPOC es diferente a la clasificación de severidad de la obstrucción bronquial funcional espirométrica (en este último caso, se utiliza el z-score[42] para establecer la severidad de la obstrucción) y se establece de la siguiente forma tomando como referencia el porcentaje del VEF1 post-BD:[1,4,5,8,10,11,27,43]

- VEF1 igual o mayor a 80 %: Leve o GOLD 1.
- VEF1 de 50 a 79 %: Moderado o GOLD 2.
- VEF1 de 30 a 49 %: Severo o GOLD 3.
- VEF1 menor de 30 %: Muy severo o GOLD 4.

La gravedad de la obstrucción, es decir, el valor del VEF1 suele ser solo informativo y puede ser, en algunos casos, predictivo de mortalidad a futuro,[11,38,44] pero pocas veces es usado como único criterio para decidir el tratamiento.

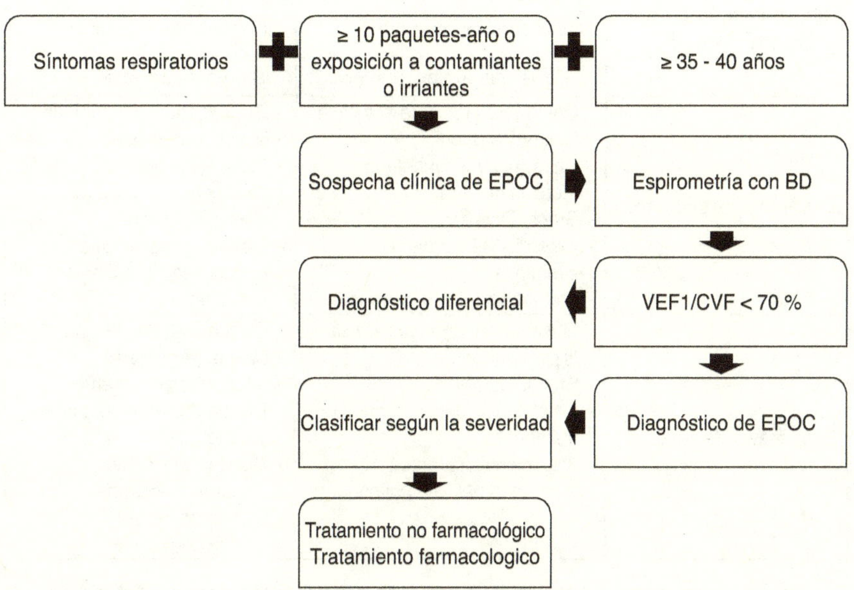

Figura 2. *Flujograma para el diagnóstico de la EPOC.* **Fuente:** elaboración propia.

Diagnósticos diferenciales[3,5]

Tabla 3. Diagnóstico diferencial entre asma y EPOC en el adulto		
	ASMA	**EPOC**
Edad inicio	A cualquier edad	Después de los 40 años
Tabaquismo	Indiferente	Prácticamente siempre
Presencia de atopia	Frecuente	Infrecuente
Antecedentes familiares	Frecuentes	No valorable
Variabilidad de los síntomas	Sí	No
Reversibilidad de la obstrucción bronquial	Significativa	Suele ser menos significativa
Respuesta a glucocorticoides	Muy buena, casi siempre	Indeterminada o variable
	Otras patologías posibles	**Síntomas característicos**
Edad entre 15 y 40 años	- Obstrucción laringea inducible - Hiperventilación - Cuerpo extraño inhalado - Fibrosis quística - Bronquiectasias - Enfermedad cardíaca congénita - Tromboembolismo pulmonar	- Disnea, estridor inspiratorio - Mareo, parestesias - Tos y moco excesivos - Infecciones recurrentes - Soplos cardíacos - Disnea de instauración brusca, taquipnea, dolor torácico
Edad mayor de 40 años	- Obstrucción laríngea inductible - Hiperventilación - Bronquiectasias - Enfermedad del parénquima pulmonar - Insuficiencia cardíaca - Tromboembolismo pulmonar	- Disnea, estridor inspiratorio - Mareo, parestesias - Infecciones recurrentes - Disnea de esfuerzo, tos no productiva - Disnea de esfuerzo, síntomas nocturnos - Disnea de instauración brusca, taquipnea
Tomado de la GEMA 2023.[45]		

Asma

El principal diagnóstico diferencial de la EPOC se establece con el asma. Algunas características clínicas nos pueden ayudar a diferenciar el asma de la EPOC.

- La edad: la edad de presentación del asma es variable y, por lo general, se inicia en la niñez o la adolescencia.
- Antecedentes familiares: en el asma es más frecuente los antecedentes familiares.

- Síntomas: en el asma los síntomas suelen ser variables y pasar por periodos bastante largos sin síntomas y el asma suele responder bastante bien al uso de corticoides inhalados.
- Función pulmonar: en el asma la función pulmonar suele ser normal en los momentos de estabilidad o retornar a la normalidad con un correcto tratamiento. El asma tiene por lo general, DlCO normal y, en ocasiones, incluso se encuentra aumentado.[4]
- Tabaco: el asma no se relaciona, de manera directa, con el hábito de fumar.
- A diferencia de lo que se pueda pensar, solo entre un 18 a un 19 % de todos los pacientes con asma presentan una respuesta al broncodilatador positiva.[28]

Otros diagnósticos diferenciales

Se establecen, según la edad del paciente. Entre ellos, la obstrucción laríngea inducible, la hiperventilación, la presencia de cuerpo extraño en la vía aérea, la fibrosis quística, las bronquiectasias, la enfermedad cardíaca congénita, el tromboembolismo pulmonar, etc.

La Tabla 3 presenta las diferencias entre asma y EPOC en el adulto.

Plan de trabajo[3,4,7]

Radiografía de tórax. Ayudará a excluir otras causas de disnea crónica, suele ser normal o puede mostrar un aumento de la hiperclaridad o transparencia pulmonar. Los signos radiográficos clásicos de EPOC como «aplanamiento» de hemidiafragmas, la horizontalización de los arcos costales o la pérdida de la definición de la trama vascular, pueden no estar presente. Muchas veces el enfisema no logra ser apreciado en una radiografía de tórax.

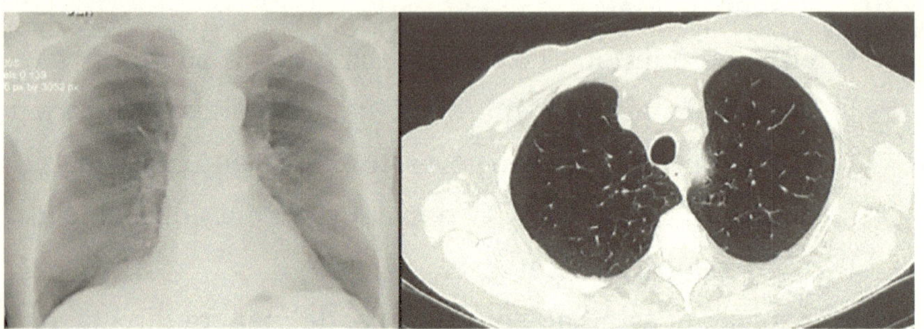

Figura 3. *Radiografía de tórax.* De apariencia normal y con tomografía de tórax que muestra áreas de enfisema centrolobulillar. **Fuente:** archivo personal del autor.

La tomografía de tórax (TAC). Por lo general, suele necesitarse una tomografía de tórax sin contraste y utilizando las de tipo «baja dosis», «baja intensidad» o «baja radiación».

La tomografía de tórax de baja dosis es empleada, de manera principal, para el tamizaje de personas asintomáticas fumadoras o exfumadores (en los últimos 15 años) de al menos 30 paquetes al año, en personas que tengan entre 55 y 77 años.[36]

En el caso de pacientes con EPOC la tomografía no debería realizarse con frecuencia. Pero puede ser adecuado realizar un primer examen al momento del diagnóstico inicial de la EPOC, para que sirva como base para futuras comparaciones y por el riesgo incrementado de cáncer de pulmón en estos pacientes. Además, porque la detección de comorbilidades a través de la TAC puede ayudar a su oportuno tratamiento y así reducir la mortalidad futura.[46]

La presencia de enfisema pulmonar (paraseptal, cicatrizal, centrolobulillar o panacinar), en la tomografía de tórax, no es un criterio diagnóstico de la EPOC y la tomografía normal tampoco excluye la presencia de EPOC.[46] Se recomienda la realización de una espirometría aún en personas asintomáticas que presentan lesiones tomográficas, que sugieren obstrucción de la vía aérea cuando han sido sometidos a esta prueba para tamizaje de cáncer de pulmón, ya que un criterio para esto, es haber estado expuesto al humo de cigarrillo.[25,34,36]

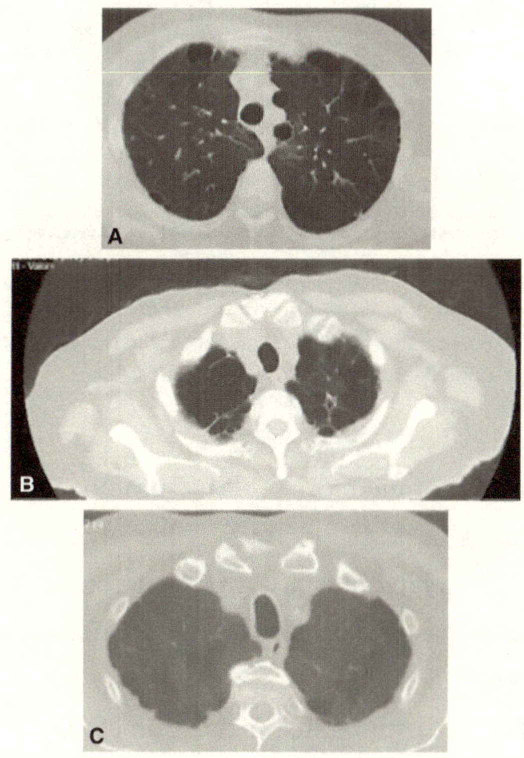

Figura 4. *Tomografía (TAC) de 3 pacientes con EPOC.* a, b) enfisema centrolobulillar o centroacinar y c) enfisema panacinar. Las lesiones tomográficas no se correlacionan con el valor del VEF1 o la situación clínica del paciente ni determinan el tratamiento. **Fuente:** archivo personal del autor.

Angiotomografía de tórax. Está indicada cuando la sospecha de tromboembolismo pulmonar agudo o crónico está presente. No forma parte del diagnóstico de la EPOC o del estudio inicial y este examen se realizará de acuerdo a los algoritmos o flujogramas validados, como el de la escala de Wells entre otros.[46]

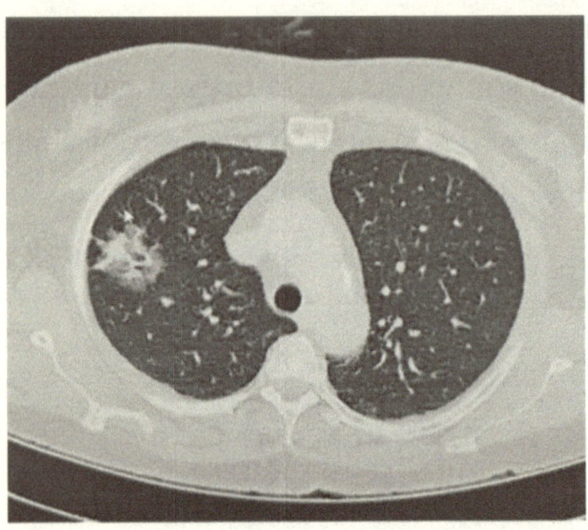

Figura 5. *Angiotomografía de tórax realizada a un paciente con EPOC por sospecha de tromboembolia pulmonar.* No se encontraron anormalidades que sugieran TEP, pero sí se encontró una masa pulmonar en el lóbulo superior derecho sospechosa de un carcinoma pulmonar. **Fuente:** archivo personal del autor.

Pulsioximetría. La medición de la saturación de oxígeno por pulsioximetría es parte del examen físico inicial y rutinario. Su valor se suele correlacionar bastante bien con la PaO_2 obtenido de un análisis de gases arteriales (AGA), sin las complicaciones atribuibles a este.

Si no se harán cambios sustanciales en el manejo del paciente, a partir de los resultados obtenidos de un AGA, no se recomienda su toma habitual y basta con el control rutinario de la saturación a través de la pulsioximetría.[47,48]

La pulsioximetría también sirve para determinar en qué momento el paciente va a requerir el uso de oxígeno suplementario, ya sea continuo (Oxigenoterapia Domiciliaria Continua ODC) o con las actividades diarias.

Espirometría. Sirve para confirmar el diagnóstico clínico inicial. No está establecido con claridad la periodicidad con la que se debe repetir la prueba, algunos recomiendan que se realice cada 6 a 12 meses. Sin embargo, esto no suele variar la gravedad clínica de la enfermedad o modificar el tratamiento.

Aunque, de forma habitual, el resultado del VEF1 no se usa para decidir el tipo de tratamiento, sí sirve para evaluar el pronóstico dentro del índice de BODE (véase más adelante). Los cambios marcados en el VEF1 luego del BD forman parte de los criterios diagnóstico del fenotipo Asma-EPOC conocido como ACO.[49]

Las pruebas de espirometría que se realicen como seguimiento clínico luego del diagnóstico de EPOC no requieren, de manera habitual, de la suspensión del tratamiento farmacológico crónico o controlador.[10]

Tabla 4. *Espirometría.* Se aprecia en el pre-BD un trastorno obstructivo muy severo (VEF1 34 % y z-score -4,17) con disminución de la CVF (56 %) y en el post-BD un trastorno obstructivo severo (VEF1 40 % y z-score 3,87) con disminución de la CVF (65 %). En presencia de síntomas compatibles, se estable el diagnóstico de EPOC con una severidad de la obstrucción según GOLD de 3 o severa por el VEF1 en 40 %

	Prebroncodilatador					Postbroncodilatador				
	Medido	LIN	Pred	%Pred	z-score	Medido	Cambio	%Cambio	%Pred	z-score
CVF (L)	2,31	3,17	4,15	56	-3,13	2,70	0,39	17	65	-2,46
VEF1 (L)	1,11	2,46	3,25	34	-4,17	1,29	0,18	16	40	-3,87
VEF1/ CVF%	48,1	66,4				47,7				

Fuente: archivo personal del autor.

Medición de volúmenes pulmonares estáticos. Puede ayudar en el manejo especializado de la EPOC, ya que nos puede mostrar algunos fenotipos especiales de pacientes como el enfisematoso, el atrapamiento de aire o la hiperinsuflación, el fenotipo

EPOC-Fibrosis pulmonar idiopática o un compromiso vascular pulmonar, etc.

Es importante diferenciar las lesiones tomográficas de enfisema del fenotipo funcional enfisematoso. En algunos casos sirve para diferenciar asma de EPOC. Se suele complementar con la medición de la DlCO (difusión de monóxido de carbono) que suele estar disminuido (menor al 80 % del predicho o por debajo del LIN), sobre todo, en los casos de enfisema a diferencia del asma en que se encuentra normal o aumentado.[4-6,10]

Prueba de caminata de 6 minutos. Esta prueba simple y rápida ayuda a determinar la respuesta del paciente a las actividades diarias. Es de valor pronóstico cuando forma parte del índice de BODE (véase más adelante). También ayuda a determinar las necesidades de oxígeno con el ejercicio y la respuesta al tratamiento, así como para determinar la necesidad de la referencia a un hospital que realice trasplante de pulmón y su ingreso a la lista de espera de trasplante. Se recomienda que se realice cada 6 a 12 meses.[5,6,8,10,44,50]

Ecografía de tórax y ecovisión cardíaca. Este examen se puede realizar en cada consulta, ya que no produce emisión de radiación ionizante y no tiene contraindicaciones para su aplicación, lo cual es muy útil al evaluar al paciente con EPOC. Se puede evaluar el diafragma, la fracción de engrosamiento y el desplazamiento diafragmático y se puede evaluar las características de la línea pleural: forma, grosor y su deslizamiento, además, de las líneas B, para determinar si existe un síndrome intersticial secundario a un problema cardíaco. Se puede apreciar, de manera cualitativa, la función sistólica cardíaca y la presencia o no de líquido pericárdico. Además, se puede apreciar el sistema venoso periférico: vena poplítea y femoral común en búsqueda de trombosis venosa profunda. Además, permite durante una EAEPOC determinar con mucha sensibilidad la causa del aumento de la disnea del paciente con EPOC.[51,52]

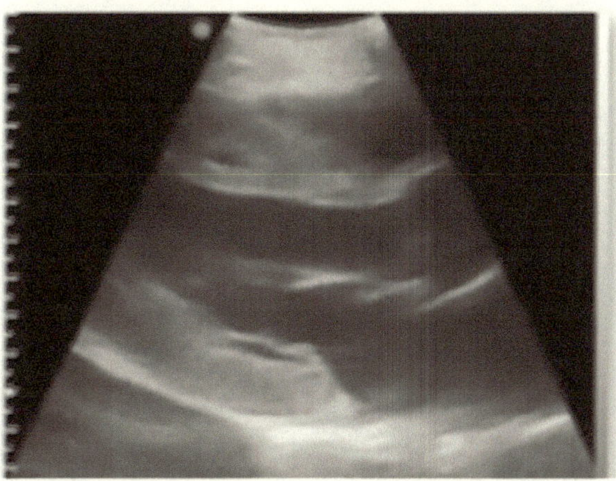

Figura 6. *Transductor convexo, protocolo pulmón.* Ecovisión cardíaca en el consultorio durante la evaluación de un paciente con EPOC. Ventana paraesternal eje largo: la evaluación cualitativa indica una función sistólica dentro de lo normal, no hay derrame pericárdico. **Fuente:** archivo personal del autor.

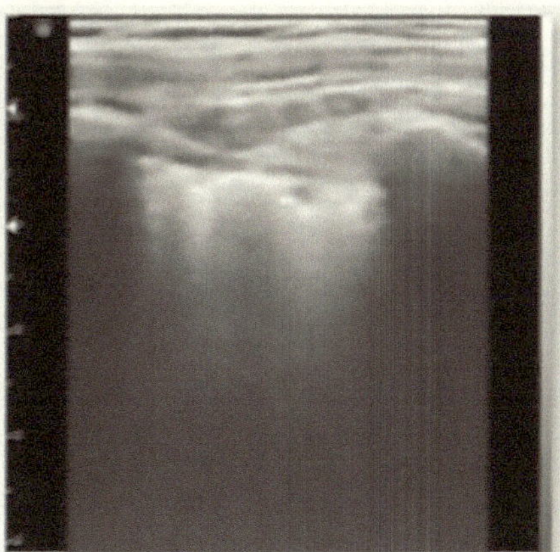

Figura 7. *Transductor lineal a nivel de la región posterobasal derecha.* Línea pleural engrosada, irregular y deslizante con más de 3 líneas B confluyentes. Sugiere un síndrome intersticial y no EPOC. **Fuente:** archivo personal del autor.

SEGUNDA PARTE

EPOC: Tratamiento no farmacológico

Tratamiento integral[1-5,7,8,11-13,53,54]

Los tres objetivos del tratamiento integral de la EPOC son: reducir los síntomas de la enfermedad, disminuir la frecuencia y gravedad de la EAEPOC y mejorar la calidad de vida y la supervivencia.[1-3]

Se deben alcanzar tanto los beneficios a corto plazo (control de la enfermedad), como los objetivos a mediano y largo plazo (reducción del riesgo de EAEPOC).

Es importante educar al paciente en cuanto a la sintomatología de la enfermedad. El paciente debe conocer que el tratamiento farmacológico o no farmacológico no es curativo y que, por el contrario, no tiene la capacidad de llevar al paciente a un estado asintomático o revertir o detener la enfermedad.

Tratamiento no farmacológico

Este tipo de tratamiento es considerado como primordial, el más efectivo y, con muchas probabilidades, de ser la única intervención asociada a la reducción de la mortalidad.

Este tipo de tratamiento incluye la deshabituación tabáquica, los cuidados paliativos, la educación y la autogestión, la actividad y el ejercicio físico, la vacunación preventiva, oxigenoterapia domiciliaria continua (ODC) y la rehabilitación pulmonar con la fisioterapia respiratoria, entre otras.

Deshabituación tabáquica. Durante cada consulta, en los pacientes con EPOC que aún conserven el hábito de fumar, se debe incidir sobre la necesidad de abandonarlo, ya que es la única medida que ha demostrado reducir la velocidad de pérdida de función pulmonar medida por el VEF1.

Es controversial el uso de cigarrillos electrónicos como medida complementaria para dejar de fumar, sin embargo, esto debe ser valorado, de forma periódica, y en conjunto con cada paciente debido a que, en algunos estudios clínicos, no se ha encontrado beneficios con su uso y sí alguna asociación con alteraciones funcionales a nivel pulmonar.[25]

Se debe emplear también psicoterapia, terapia conductual, seguimiento psicológico y psiquiátrico. Entre la terapia farmacológica para dejar de fumar se encuentra: la terapia de reemplazo de nicotina (TRN), vareniclina, citisina también llamada citisiniclina y bupropion, pero la deshabituación al hábito tabáquico se iniciará a partir de un paciente que desea dejar de fumar. La combinación de vareniclina junto con la TRN es la medida farmacológica más efectiva para dejar de fumar.[55]

No se ha podido demostrar algún beneficio clínico o funcional con el uso de broncodilatadores en fumadores activos que no cumplen el criterio funcional para el diagnóstico de EPOC.[11,43,56]

Los cuidados paliativos. Es un término amplio que abarca los abordajes para el control de los síntomas, así como el manejo de los pacientes terminales próximos a la muerte. El objetivo de los cuidados paliativos es prevenir y aliviar el sufrimiento y brindar una mejor calidad de vida, y a veces una mejor calidad de muerte, a los pacientes haciendo partícipes para esto a sus familiares. Los cuidados paliativos se aplican, de forma independiente, del estadio de la enfermedad o de la necesidad de otras terapias.

La EPOC es una enfermedad muy sintomática y tiene muchos elementos como fatiga, disnea, depresión, ansiedad e insomnio que requieren tratamientos paliativos basados en síntomas. Existe evidencia de que los pacientes con EPOC tienen menos probabilidades de recibir tales servicios en comparación con los pacientes con cáncer de pulmón.[33,57]

Educación y autogestión. El paciente y su familia deben ser informados, de manera objetiva, acerca de la enfermedad, el pronóstico, el tratamiento y las limitaciones de este.

Educación alimentaria: se incluye en este rubro la educación alimentaria, sobre todo, basándose en alimentos preparados en el hogar, que evite el sobreuso de suplementos vitamínicos o nutricionales, a menos que esté indicado, desde el punto de vista clínico. Se recomiendan las dietas hiperproteicas, sin descuidar el consumo adecuado de carbohidratos y de abundantes frutas.[58] No existe evidencia real que avale la restricción de carbohidratos en la dieta de un paciente con EPOC. Tampoco hay evidencia científica que haya demostrado beneficios reales del uso de suplementos nutricionales,[59,60] de manera obligatoria, como el *pulmocare* u otros, en pacientes con EPOC.

Educación sobre las actividades cotidianas: se deben reforzar las medidas de higiene, el baño, las salidas fuera de casa, los paseos, la actividad sexual, los viajes en avión, según lo requiera de acuerdo con la saturación basal, etc.

Educación sobre el manejo de la sintomatología y los medicamentos: es importante repasar en cada control el uso correcto del dispositivo de administración del medicamento inhalado.

El paciente debe aprender a reconocer una exacerbación aguda y debe aprender a diferenciarla de sus síntomas crónicos. El paciente con EPOC siempre tendrá tos habitual, expectoración y disnea habituales. También se debe incidir sobre la no automedicación, el uso innecesario de antibióticos o de corticoides sistémicos.[2,57,58,61,62]

Ejercicio aeróbico. Todo paciente con EPOC se beneficia de la realización de una actividad aeróbica frecuente, en promedio 30 minutos al día, al menos 5 días a la semana. Esta actividad se irá instalando de manera progresiva. Si el paciente usa oxígeno en reposo o en actividad, el ejercicio se realizará usando oxígeno y regulando el flujo y concentración de este, para mantener una saturación de al menos 90 % durante la realización del ejercicio.

No se recomiendan los ejercicios de tipo anaeróbico, aunque sí puede realizar ejercicios con resistencia o con bajo peso. Se puede añadir en este punto, que se ha encontrado incluso que el cantar es beneficioso para los pacientes en cuanto a mejoría de síntomas, así que podría ser una adecuada recomendación adicional.[63,64]

Vacunación. Se recomiendan las siguientes inmunizaciones:

- Vacuna contra influenza:[65] aplicación anual entre los meses de otoño y principios de invierno.
- Vacuna contra el neumococo: aplicación de acuerdo con las recomendaciones internacionales y los cambios en los tipos de vacuna (23, 13, 10 serotipos, etc.).
- Vacuna contra el SARS-CoV-2: según los esquemas nacionales e internacionales.
- Vacuna triple TDAP (dTap/dTPa): en los adultos que no fueron vacunados en la niñez o adolescencia.[10,65]

- Vacuna contra el virus respiratorio sincitial: indicado, sobre todo, en adultos mayores, niños y en embarazadas.[25]
- Vacunación contra H. influenzae-M. catarrhalis: no se ha demostrado que reduzcan el número de exacerbaciones en un año en pacientes con EPOC.[11]

Oxigenoterapia domiciliaria continua (ODC).[12,33,47,48] Se encuentra indicado en las siguientes situaciones:

1. Cuando un paciente en reposo, que respira aire ambiental a nivel del mar y en etapa estable (al menos luego de 6 a 8 semanas de una EAEPOC), tiene una saturación de 88 % o menos o una PaO_2 de 55 mmHg o menos.
2. Cuando un paciente tiene una PaO_2 de 56 a 59 mmHg o una saturación de 89 % en presencia de edema o hematocrito de 55 % a más o una onda «p» pulmonar en el electrocardiograma.

En estos dos casos, el uso de la ODC es de 15 a 16 horas a más diarias, dentro de las cuales se comprende el sueño. De forma ideal, la terapia con oxígeno debería durar las 24 horas del día. El objetivo es administrar la menor concentración de oxígeno y el flujo de aire necesario y adecuado para alcanzar una saturación entre el 90 y el 94 % (no se recomiendan saturaciones mayores).

No se ha visto beneficios clínicos con el uso de ODC en pacientes con EPOC que en reposo tengan saturación entre el 89 % y el 93 %. En estos casos el uso de oxígeno se indicará de manera individualizada.

3. Cuando el paciente con las actividades cotidianas presenta saturación de 89 % o menos o cuando durante la

prueba de caminata de 6 minutos presenta una saturación de 89 % o menos en 2 minutos consecutivos. En este caso se usará oxígeno cuando el paciente haga actividades y no en reposo.

Se puede recomendar los siguientes flujos de oxígeno de acuerdo con la saturación de oxígeno mínima obtenida durante la prueba de caminata de 6 minutos:[66]

- Saturación entre 86-89 %, puede beneficiarse con 2 lpm de oxígeno.
- Saturación entre 80-85 % puede beneficiarse con 3 lpm de oxígeno.
- Saturación entre 70-79 % puede beneficiarse con 4 lpm de oxígeno.
- Saturación menor a 70 % puede beneficiarse con 5 lpm de oxígeno.

El uso correcto de oxígeno domiciliario es casi la única medida relacionada a mayor sobrevida en pacientes con EPOC fuera del trasplante pulmonar.

4. Luego de una EAEPOC es posible que el paciente requiera ODC hasta su recuperación. En estos casos, la prolongación o la suspensión de la ODC se reevaluará cada 60 a 90 días según los criterios previos.

El manejo de la hipercapnia será individualizado, requiriendo en algunos casos del uso domiciliario de cánula nasal de alto flujo (CNAF) o de presión positiva continua en la vía aérea respiratoria/ventilación mecánica no invasiva (CPAP/VMNI) a largo plazo.[67]

En todos los casos, la ODC debe reevaluarse cada dos a tres meses, para definir si aún existe la necesidad de continuarlo o si se requiere la modificación de la concentración de oxígeno o su dispositivo de administración.

El control de la ODC se puede realizar mediante la medición seriada de la saturación de oxígeno mediante pulsioximetría. La toma de una muestra de sangre arterial para el AGA no debería ser un procedimiento de rutina y estaría indicada cuando sus resultados vayan a modificar, en realidad, la terapia con oxígeno.

La ODC es un tratamiento independiente al tratamiento farmacológico o no farmacológico que el paciente requiera, según su severidad y la ODC no se indica según la severidad de la EPOC (grupos A, B o E, véase más adelante en clasificación de la gravedad).

La ODC se puede administrar por cánulas binasales o bigoteras o por una máscara facial con sistema Venturi, además, de cánulas de alto flujo, de acuerdo con las necesidades y características de cada paciente. Las CNAFs son una muy buena opción en pacientes con EPOC e insuficiencia respiratoria crónica con hipercapnia en su fase crónica o durante una exacerbación.[67,68] Además, los sistemas de administración de oxígeno para la ODC deber ser lo más portátiles posibles para permitir la movilización del paciente con EPOC. Existen sistemas «ahorradores» de oxígeno que solo administran un flujo preestablecido de oxígeno cuando el paciente inspira que podrían tener mayor rendimiento que los sistemas que administran oxígeno durante todo el ciclo respiratorio.

Rehabilitación pulmonar y fisioterapia respiratoria. Son recomendadas para todo paciente con EPOC sintomático, independiente del valor del VEF1. En general, se inicia cuando el paciente es del grupo B en adelante (véase luego). Los beneficios de la rehabilitación pulmonar para los pacientes con EPOC son considerables y se ha demostrado que la rehabilitación es la estrategia no farmacológica más efectiva para mejorar la dificultad para respirar, el estado de salud y la tolerancia al ejercicio.

Se desaconseja el uso del espirómetro de incentivo como parte de la rehabilitación pulmonar o la fisioterapia respiratoria. Otros «ejercicios» como inflar globos o soplar a través de una «cañita» o «sorbete» no forman parte de la fisioterapia respiratoria. Se sugiere poner énfasis en el entrenamiento de los músculos de los miembros inferiores, de manera prioritaria.

La duración de la rehabilitación pulmonar varía entre 8 a 12 semanas y se puede realizar de 3 a 5 días de la semana. Los programas a través de videollamadas dan los mismos resultados que los programas presenciales.[11] No se ha podido demostrar que repetir los ciclos de rehabilitación pulmonar sea beneficioso para el paciente con EPOC, ya que este debería aprender ese programa y repetirlo, de manera periódica, en casa.[64,69,70]

Otras terapias no farmacológicas

Cirugía de reducción pulmonar: indicada en pacientes con enfisema grave en lóbulos superiores y con poca tolerancia al ejercicio. Puede mejorar la supervivencia. No se suele realizar en Perú.

Bullectomía: en algunos pacientes seleccionados, la resección de bullas gigantes puede reducir la disnea, mejorar la tolerancia al ejercicio y la función pulmonar. No se suele realizar en Perú.

Intervenciones broncoscópicas: entre ellas, *coils*, espirales, espuma polimérica, válvulas endobronquiales y ablación con vapor.

Todas ellas tienen como objetivo reducir las áreas de enfisema y se indican en casos de enfisema grave y en aquellos pacientes seleccionados. Pueden mejorar la calidad de vida, la tolerancia al ejercicio, el estado de salud y la función pulmonar a los 6 a 12 meses, luego de la intervención. El uso cada vez más frecuente de espuma polimérica está mejorando los resultados de las intervenciones endoscópicas.[11] No se suele realizar en Perú.

Trasplante de pulmón

Los pacientes con EPOC deberán ser referidos a un servicio de neumología o a un centro trasplantador cuando se haya evidenciado una enfermedad progresiva, a pesar de estar recibiendo el máximo tratamiento farmacológico posible, rehabilitación pulmonar y ODC.

Los pacientes con un BODE de 5 a 6 puntos también deberían ser evaluados por neumología, al igual que aquellos con $PaCO_2$ mayor de 50 mmHg en fase crónica/estable con o sin una PaO_2 menor de 60 mmHg o que tengan un VEF1 menor del 25 % del predicho.

Los pacientes con EPOC, candidatos a procedimientos quirúrgicos o endoscópicos, también tienen que ser referidos. Se consideran candidatos a ingresar a una lista de espera para trasplante de pulmón cuando, en ausencia de contraindicaciones, presentan un BODE igual o mayor a 7 puntos o un VEF1 menor del 15 % al 20 %. O tener tres o más exacerbaciones severas en el último año o una exacerbación grave con falla respiratoria aguda con hipercapnia o hipertensión pulmonar moderada o grave. El trasplante de pulmón para pacientes con EPOC no se suele realizar en Perú de manera frecuente.[50]

Tratamiento farmacológico

El tratamiento farmacológico se iniciará de acuerdo con la severidad de la enfermedad y no reemplaza al tratamiento no farmacológico. Se debe empezar recordando siempre que la EPOC no es igual al asma ni se trata como ella, tampoco es una «fibrosis pulmonar» ni debe recibir medicamentos antifibróticos.

La EPOC tiene como base fundamental de tratamiento farmacológico a los medicamentos broncodilatadores administrados de manera inhalatoria, a ellos se les pueden agregar otros medicamentos, según iremos describiendo.[10,54,71-73] La terapia farmacológica debe ser una terapia racional, individualizada y dinámica que se ajusta a cada paciente y cambia en el tiempo de acuerdo con su evolución.

La administración de los fármacos inhalatorios se realiza por alguno de los siguientes dispositivos: dispositivo de dosis medida (MDI), dispositivos de polvo seco (DPI), que pueden administrar una dosis por vez o contener múltiples dosis, el dispositivo de «niebla» o *soft mist* y, a través de la nebulización, por sistemas de *jet* o ultrasónicos. Se deben preferir los sistemas de administración «verdes» o ecoamigables,[25] como aquellos que o no contengan un propelente que dañe la capa de ozono (como el clorofluorocarbono) o que sí lo contienen, sea aquel que no dañe la capa de ozono (como el hidrofluoroalcano).

Medicamentos broncodilatadores inhalados[5,11,13,72-82]

Son la base fundamental del tratamiento farmacológico de la EPOC en su etapa crónica/estable y en la EAEPOC. Son de dos grupos farmacológicos según su mecanismo de acción:[3]

Los beta-2 agonistas

Estos, a su vez se pueden dividir en los tres siguientes grupos:

- De acción corta (SABA). Semivida (t½) de 4 a 6 horas. Son el salbutamol (albuterol en la denominación estadounidense), el levosalbutamol (levoalbuterol), el fenoterol y la terbutalina.
- De acción larga (LABA). Con t½ de 12 horas. Son el salmeterol, el formoterol y el arformoterol (este último no disponible en Perú).
- De acción ultralarga (LABA). Con t½ de 24 horas. Son el olodaterol, el indacaterol y el vilanterol.

Todos estos medicamentos se asocian a la mejoría de los síntomas, recuperación transitoria de la función pulmonar (VEF1), reducción del número de EAEPOC por año, mejoría de la calidad de vida, disminución de la disnea, pero no el descenso de la mortalidad.

Los LABA se usan para el tratamiento de la fase crónica/estable de la enfermedad. Los SABA se utilizan como aliviadores o rescatadores en la fase crónica/estable de la enfermedad y son fundamentales en el tratamiento de la EAEPOC.

Los anticolinérgicos

A su vez, estos se pueden dividir en las clases siguientes:

- De acción corta (SAMA). Con t½ de 6 a 8 horas. Se unen al receptor M2 pudiendo producir broncoconstricción. Son el bromuro de ipratropio y bromuro de oxitropio (este último no está disponible en Perú).
- De acción larga (LAMA). Con t½ de 12 a 24 horas. Se unen más al receptor M3 y se disocian rápido de los M2

produciendo una broncodilatación más persistente sin riesgo de broncoconstricción. Son el bromuro de tiotropio (t½ de 24 h), el umeclidinium (t½ de 24 h), el bromuro de aclidinium (t½ de 12 h), el bromuro de glicopirronio (glicopirrolato en la denominación estadounidense; t½ de 12 a 24 h), revefenacina (t½ de 24 h), que no está disponible en Perú y que es el único LAMA en presentación para nebulización.

Estos medicamentos producen un alivio de los síntomas crónicos, reducen el número de EAEPOC por año y a una mejoría transitoria más discreta de la función pulmonar (VEF1), disminuyen la disnea y también mejoran la calidad de vida.

Los LAMA se usan para el tratamiento de la fase crónica/estable de la enfermedad. Los SAMA se utilizan como aliviadores o rescatadores en la fase crónica/estable de la enfermedad, cuando se adicionan al SABA y puede apoyar a los SABA en el tratamiento de la EAEPOC. No se recomienda reemplazar al salbutamol por el bromuro de ipratropio.

- Combinaciones a dosis fijas de LABA/LAMA en un único dispositivo. Formoterol/aclidinium (dispositivo DPI, inhalador de polvo seco), formoterol/glicopirronio (dispositivo MDI, inhalador de dosis medida), indacaterol/glicopirronio (DPI), vilanterol/umeclidinium (DPI), olodaterol/triotropio (dispositivo SMI-inhalador de niebla fina).[77,78]

  Se conoce como terapia broncodilatadora dual al uso simultáneo en un mismo dispositivo o no de un LABA más un LAMA.

Principios básicos para la elección de un broncodilatador inhalado y un corticoide inhalado en la EPOC

Se plantean los siguientes principios básicos para elegir un broncodilatador (LABA o LAMA) inhalado y un corticoide inhalado (CI) en EPOC, con base en las recomendaciones de distintos autores.[1,3,5,11-13,15,54,72,73,75-93]

- No se recomienda el uso de broncodilatadores (BD) en personas fumadoras sin el diagnóstico confirmado por espirometría de EPOC, dado que su uso no ha demostrado beneficios clínicos ni funcionales.[43]
- Cuando se decida el uso de más de un componente farmacológico se debe preferir a aquellos que vengan en un mismo dispositivo y de preferencia a aquellos que requieran menos dosis por día, por lo que de preferencia se debe evitar indicar al paciente el uso de diferentes dispositivos de administración de medicamentos inhalados. Los dispositivos de tipo MDI, con o sin aerocámara, siguen siendo de primera elección, en general, en casi todos los pacientes con EPOC.
- No todos los medicamentos inhalados están disponibles en todos los diferentes tipos de dispositivos de administración, por lo que es importante tener en cuenta lo siguiente:
    - En los pacientes con EPOC con baja capacidad inspiratoria (< 60 L/min) medida por el dispositivo *in-check*™ DIAL (no disponible en Perú) no se deberían elegir los DPI,[49] sino los MDI, con o sin aerocámara, o los nebulizados o los administrados por dispositivos de niebla (se sugiere seguir ese orden).

- En los pacientes con EPOC y con buena capacidad inspiratoria se puede elegir cualquier dispositivo, pero siempre teniendo en cuenta el costo, las preferencias del paciente, el tipo de medicamento que viene en ellos de acuerdo con la severidad y necesidades del paciente. Son de primera elección el MDI con o sin aerocámara.[49,94]

- Los SABA son esenciales en el tratamiento de la EAEPOC y los LABA o LAMA son esenciales en el tratamiento de la fase crónica/estable de la EPOC.
- Los LABA o los LAMA usados, de manera regular, reducen las exacerbaciones, sirven para tratar y disminuir los síntomas, mejorar el VEF1, aplacar las exacerbaciones, recuperar la calidad de vida, ampliar el periodo entre exacerbaciones y reducir la disnea.
- Todo paciente con EPOC debería recibir un broncodilatador de forma continua, ya sea SABA o SAMA o LABA o LAMA, de acuerdo con su severidad.
- No se recomienda suspender los broncodilatadores en los pacientes con EPOC ya que son la base fundamental del tratamiento farmacológico.
- Hasta la fecha, todos los LABA y todos los LAMA tienen el mismo efecto terapéutico y las mismas reacciones adversas. Es probable que el salmeterol sea el LABA con menos beneficios clínicos y es probable que el bromuro de tiotropio sea el LAMA con más beneficios clínicos.
- Los LABA o LAMA son mejores que los SABA o SAMA para el tratamiento crónico de la enfermedad: controlar o reducir los síntomas crónicos, disminuir el número de exacerbaciones, mejorar la calidad de vida, entre otros.

- Los SABA son de primera elección para el tratamiento de la EAEPOC. El SAMA no reemplaza al SABA en el manejo de la EAEPOC, pero sí puede sumarse a ellos en el tratamiento de una EAEPOC.
- La combinación SABA/SAMA administrados juntos, en horarios según su tiempo de vida media, es superior en la reducción de los síntomas crónicos y agudos de la EPOC, que la monoterapia con SABA o con SAMA en no usuarios de LABA o LAMA.

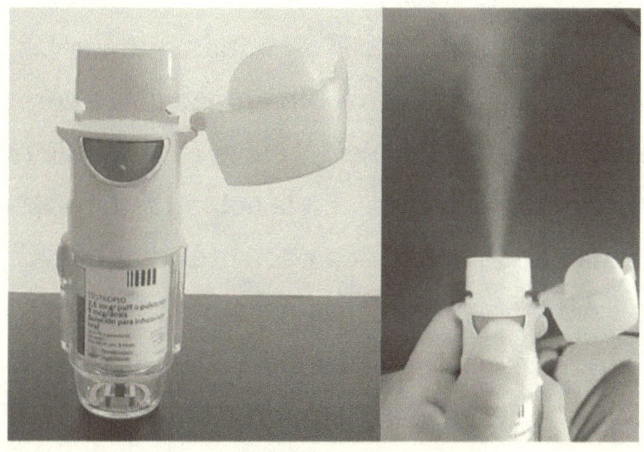

Figura 8. *Dispositivo de* soft mist *o de «niebla».* **Fuente:** archivo personal del autor.

- La acción de la combinación SABA/SAMA tiene un mejor efecto cuando se administra desde un solo dispositivo que cuando se administra por separado. Cuando se usen en dispositivos separados deberán administrarse, de manera secuencial, en el mismo horario y según su tiempo de semivida.
- La terapia broncodilatadora dual LABA/LAMA es mejor que la monoterapia con un LAMA o con un LABA y es mucho mejor que la combinación LABA/CI en la mejoría del VEF1, de la calidad de vida, de la disnea y en el aumento de la tolerancia al ejercicio y de la capacidad inspiratoria.

- La combinación LABA/LAMA es mejor que la monoterapia con un LABA o con un LAMA o que la combinación LABA/CI para reducir el número de exacerbaciones. La combinación LABA/LAMA no aumenta el riesgo de neumonía que sí se aprecia con la combinación LABA/CI.
- El bromuro de tiotropio (LAMA) mejora la eficacia de la rehabilitación respiratoria al aumentar el rendimiento al hacer esfuerzos físicos.[73,95]
- Una combinación LABA/CI reduce el riesgo de exacerbaciones, pero lo hace menos que la combinación LAMA/ LABA y lo podría hacer algo más que los LAMA como monoterapia, pero esto solo en pacientes con eosinófilos séricos elevados. Pero el CI eleva el riesgo de neumonía y otros eventos adversos. En la actualidad, no se recomienda el uso de LABA/CI en pacientes con EPOC.
- Los LABA controlan más los síntomas crónicos que los LAMA, pero la combinación LABA/LAMA lo hace aún más. Se podría sugerir empezar la terapia farmacológica con un LAMA antes que con un LABA cuando el paciente es del grupo B.

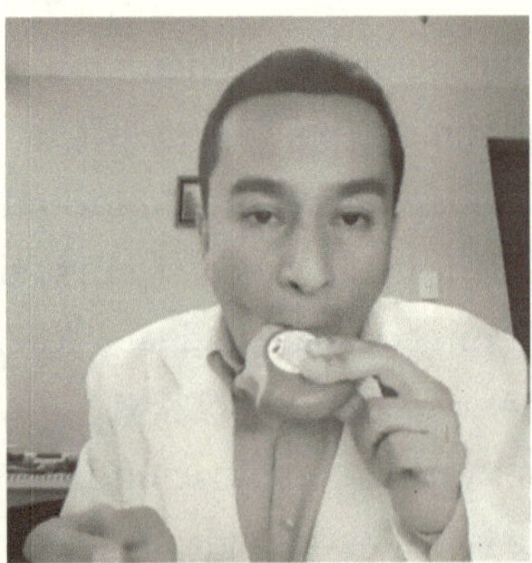

Figura 9. Dispositivo de polvo seco (DPI). **Fuente:** archivo personal del autor.

- La combinación en un mismo dispositivo de un LABA/LAMA es mejor que el uso en diferentes dispositivos de un LAMA más un LABA, y la combinación siempre es mejor que el uso de la monoterapia, ya sea LAMA o LABA. El efecto de una combinación fija de LABA/LAMA, en un solo dispositivo y de administración una vez al día, sería una mejor alternativa que las combinaciones que se administran 2 veces al día.
- Cuando se use un LABA y un LAMA en dispositivos separados, estos deben administrarse juntos a la misma hora y luego según su tiempo de semivida.
- No se recomienda la terapia LAMA/CI en pacientes con EPOC, además, no existe una presentación farmacológica que los combine. Tampoco se recomienda su uso combinado en diferentes dispositivos.
- El tratamiento crónico LAMA o LABA se puede administrar en cualquier momento del día, aunque para mejorar la adherencia al tratamiento se recomienda que se inicie en la mañana y se repita según su tiempo de semivida a las 12 horas o a las 24 horas.
- El mejor aliviador de los síntomas agudos durante la etapa crónica/estable de la enfermedad es un SABA. Un SABA no debería ser reemplazado por un SAMA, salvo que exista una contraindicación real para el uso del SABA. Por lo general, el uso de un SAMA se suma al del SABA. Un SABA con o sin SAMA se usa como aliviador o rescatador en los pacientes con EPOC que estén usando un LAMA o un LABA o LABA/LAMA/CI.
- Un SABA o un SAMA se pueden usar también para controlar la enfermedad crónica cuando no se cuente con un

LABA o un LAMA, pero se administrarán según su tiempo de semivida (t½). Se recomienda que sea cada 4 a 6 horas de manera diaria. Por ejemplo, el salbutamol, cada 4 a 6 horas al cual se le puede añadir un bromuro de ipratropio cada 4 a 6 horas.

Nebulizadores

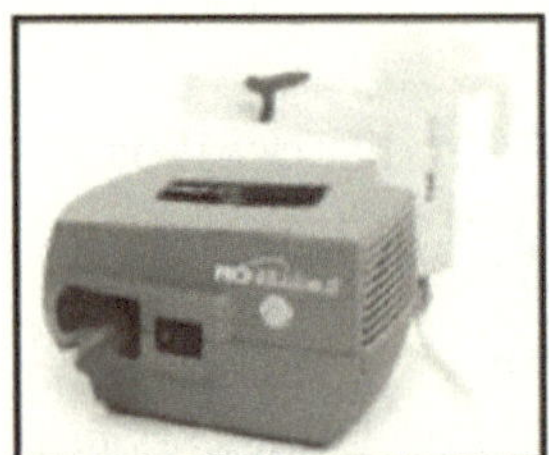

Pari LC plus®

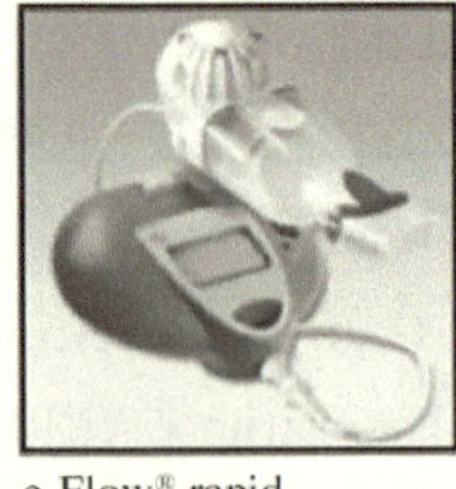

e-Flow® rapid

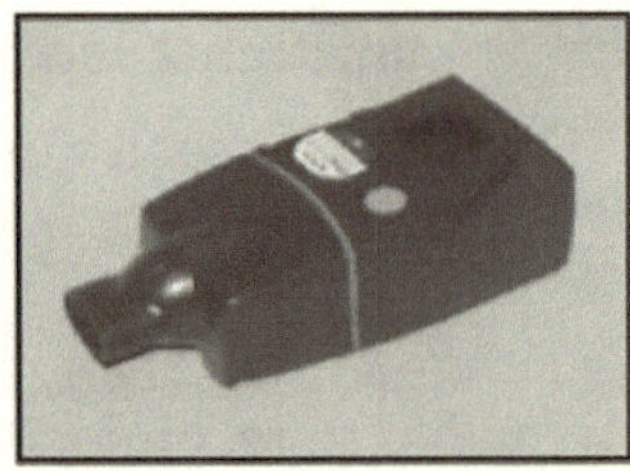

I-neb®

Figura 10. Nebulizadores. **Fuente:** desconocida.

- El uso de un SABA/SAMA es mejor cuando se administran juntos en un mismo dispositivo. En caso de contar con un SABA o SAMA en diferentes dispositivos, se deben administrar de manera secuencial. Por ejemplo, 2 o 4 *puff* de salbutamol, más 2 o 4 *puff* de bromuro de ipratropio, cada 4 a 6 horas, y así se simulará el efecto más prolongado de un LABA o de un LAMA.
- Si se cuenta solo con un LABA y el paciente requiere LABA más LAMA como tratamiento, el paciente podría recibir un LABA, cada 12 a 24 horas, según su t½, más un SAMA, cada 6 a 8 horas. Se usaría también un SABA como aliviador o rescatador al cual también se le puede sumar el SAMA.
- Si se cuenta solo con un LAMA y el paciente requiere LABA más LAMA como tratamiento, el paciente podría

recibir un LAMA, cada 12 o 24 horas según su t½, más un SABA cada 4 a 6 horas. Se usaría también un SABA como aliviador o rescatador al cual también se le puede sumar un SAMA.

- En la EPOC, no se debe usar un CI como monoterapia ni la combinación de un LABA/CI. Para el uso de un CI, el paciente debe haber recibido como tratamiento un LABA o un LAMA y luego la combinación LABA/LAMA y no haber logrado el objetivo terapéutico deseado.
  Si luego de esto se considera que requiere un CI, se le adicionará a la terapia LABA/LAMA (denominándose terapia triple LABA/LAMA/CI). El CI no reemplazará al LAMA ni al LABA.
  Se usará la menor dosis posible de CI y por el menor tiempo posible y se tendrá en cuenta el conteo de eosinófilos en sangre para mantener o suspender un CI.[91]
  En la EPOC, se puede considerar el uso de CI siempre en combinación con un LABA/LAMA en pacientes con antecedente de asma o en aquellos que, en la espirometría, hayan mostrado una marcada mejoría del VEF1/CVF luego del broncodilatador. También se considera en pacientes que muestren sintomatología de bronquiolitis o que experimenten una exacerbación moderada, a pesar del uso de un LABA/LAMA con un recuento de eosinófilos entre 100 (para algunos autores es a partir de 150) a 300 células/uL.
  La combinación LABA/LAMA/CI brinda mejores resultados, si el recuento de eosinófilos es mayor a 300 células/uL de sangre o en pacientes que experimentan una exacerbación severa, a pesar del uso regular de un LABA/LAMA.

En estos casos el CI se adicionará al LABA/LAMA y se evaluarán los beneficios y los riesgos de adicionar un CI y se utilizará la menor dosis posible del CI por 3 meses para evaluar si la intervención con CI ha sido favorable. En caso contrario se suspenderá el CI manteniendo los otros broncodilatadores que esté usando.[91]

- Es preferible el uso de un SABA más un SAMA juntos, en horarios fijos, cada 4 a 6 horas y también condicionales como rescatadores y aliviadores que un LABA/CI para el manejo de la enfermedad crónica, en pacientes con EPOC sin exacerbaciones. Se vuelve a recordar que no se recomienda el uso de la combinación LABA/CI como terapia farmacológica inhalada para el tratamiento crónico de la EPOC.
- El tratamiento farmacológico con terapia triple LABA/LAMA/CI, en un solo dispositivo, en sus comienzos, se asoció a una reducción de la mortalidad en pacientes con EPOC grave y sintomático y con exacerbaciones graves que no han respondido al uso de LABA/LAMA. Sin embargo, en épocas recientes, y luego de un seguimiento de 5 años, la terapia triple se asoció a una mayor mortalidad entre pacientes con EPOC que la usaban,[96] por lo que se debe tener siempre mucho cuidado al elegir al paciente con EPOC que usará la terapia triple. Asimismo, se puede observar un riesgo aumentado de presentar neumonía durante el uso de la terapia triple broncodilatadora debido al CI.[87,97]

Para todo paciente con EPOC que, en realidad, requiera la terapia triple, se considera una terapia de continuación o de segunda o de tercera línea y no una terapia inicial en los pacientes con EPOC.

Tabla 5. Broncodilatadores de acción prolongada tipo beta 2 agonistas (LABA) con o sin anticolinérgicos de acción prolongada (LAMA) disponibles para el uso en EPOC. t½: tiempo de semivida					
LABA t ½ h / LAMA t ½ h	**Bromuro de Aclidinio-12h**	**Bromuro de Tiotropio-24h**	**Umeclidinio-24h**	**Bromuro de Glicopirronio -12-24h**	**Revefencin 24h**
Formoterol-12h	Acli-For			Gli-For	
Olodaterol-24h		Tio-Olo			
Salmeterol-12h					
Vilanterol-24h			Umec-Vil		
Indacaterol-24h				Ind-Glico	
Arformoterol-12h					
Abediterol-24h					
Fuente: elaboración del autor.					

Los corticoides inhalados (CI)[1,3,5,8,11-13,15,73,75,76,78,79,81-83,85,86,88,90,92,98-101]

Los CI no son la base del tratamiento farmacológico de la EPOC en su etapa crónica/estable ni tampoco forman parte del manejo de la EAEPOC.

Su uso puede ayudar a la reducción del número de exacerbaciones luego de un año continuo de tratamiento, pero solo en el grupo de pacientes con EPOC exacerbadores (grupo E, véase más adelante) cuando estos pacientes siguen siendo exacerbadores, a pesar de la terapia broncodilatadora dual LABA/LAMA. Además, cuando tienen un recuento elevado de eosinófilos en sangre, mayor a 150 (para algunos autores mayor a 100) células/uL, aunque la mejor respuesta a la combinación LABA/LAMA/CI se aprecia cuando el recuento de eosinófilos es mayor a 300 células/uL.

No se recomienda el uso de CI en pacientes que tienen un recuento de eosinófilos en sangre menor a 150 (para algunos autores menor a 100) células/uL o en pacientes con neutrofilia. Es muy importante mencionar que es preferible usar el promedio de eosinófilos en sangre, de varios hemogramas históricos, que solo un valor puntual y que, por lo general, el valor de eosinófilos, que se encuentra en el hemograma durante una EAEPOC, puede no reflejar el valor real de estos.[10,15,75,83,102-104]

El uso de CI, sobre todo a dosis altas, se asocia a un aumento del riesgo de neumonías, osteoporosis, infecciones respiratorias recurrentes, colonización bacteriana, infección por *Mycobacterium tuberculosis* y micobacterias atípicas y cataratas.[85,86,91,100,101] La asociación entre el uso de CI en la EPOC y el riesgo de desarrollar cáncer es controversial, con una aparente tendencia a que el CI pudiese reducir el riesgo de cáncer,[105] pero esto no justifica su uso fuera de sus indicaciones establecidas. Otros eventos adversos relacionados al uso de CI son la candidiasis oral, la voz ronca, la aparición de hematomas en la piel y la supresión suprarrenal.[98] El uso de CI en pacientes con EPOC no se asocia, con firmeza, a la hiperglicemia o a un mayor riesgo de desarrollar diabetes *mellitus*.[99]

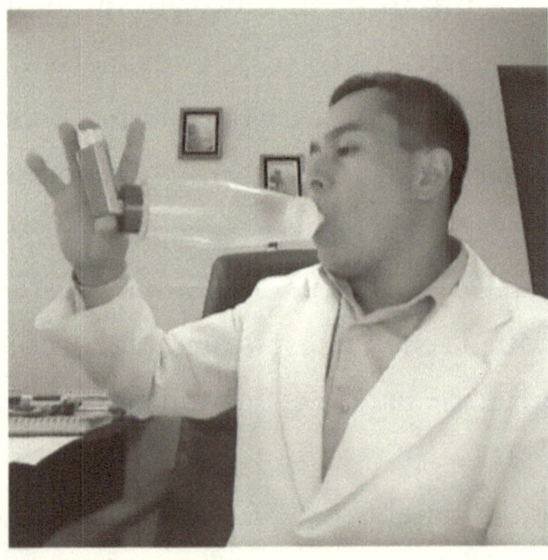

Figura 11. *Dispositivo de dosis medida (MDI) con aerocámara.* **Fuente:** archivo personal del autor.

Los pacientes con EPOC con mayor riesgo de presentar neumonía incluyen a aquellos que, en la actualidad fuman, a los que tienen 55 o más años, a los que tienen antecedentes de exacerbaciones previas o neumonía o un IMC menor de 25 kg/m^2 o un grado de disnea de 2 a más, según la escala mMRC de disnea, o un VEF1 menor del 30 % al 50 %.

Cuando se haya valorado el riesgo/beneficio y se decida su uso, se sugiere utilizar la menor dosis posible de CI y reevaluar, cada tres a seis meses, la necesidad de su continuidad. Todos los CI tiene el mismo efecto terapéutico y, en general, igual riesgo de eventos adversos, pero es probable que el propionato de fluticasona se asocie al mayor riesgo de neumonías, entre todos ellos. Además, el propionato de fluticasona podría asociarse a una mayor mortalidad, mientras que el furoato de fluticasona y el resto de los CI, no.

Si el paciente con EPOC, ha presentado una neumonía adquirida en la comunidad o infecciones por micobacterias, se sugiere no agregar un CI a la terapia broncodilatadora dual LABA/LAMA y si se encuentra usando un CI, se sugiere suspenderlo. El CI no ha demostrado mejorarar el VEF1 ni tampoco reducir los síntomas ni mejorar la calidad de vida de los pacientes.

Entre los CI están el dipropionato de beclometasona, la beclometasona extrafina, budesonida (más usada en asma), el propionato de fluticasona, el furoato de fluticasona, la mometasona (usada en asma) y la ciclesonida (usada en asma).

- Existen combinaciones fijas conocidas como «terapia triple» en un mismo dispositivo. Entre ellas tenemos a la fluticasona furoato/umeclidinio/vilanterol, beclometasona/formoterol/glicopirronio y budesonida/formoterol/glicopirrolato. Todas con los mismos efectos terapéuticas y reacciones adversas, aunque en diferentes dispositivos de administración (MDI y polvo seco).

- Cuando se decida el uso de un CI, a partir del recuento en sangre de eosinófilos, se sugiere hacerlo no por el valor de un único recuento, sino por la tendencia histórica de ellos o la media de los recuentos que tiene el paciente:
  - Una media de menos de 100-150 células/uL indica una nula respuesta al CI,[102] pero una probable respuesta a la azitromicina oral interdiaria, administrada al menos por un año.
  - Una media de 100-150 a 299 en ausencia de neutrofilia, puede indicar una modesta respuesta al CI.
  - Una media de 300 a más células/uL (o mayor a 2 % o 3 % de eosinófilos) indican una buena respuesta al CI cuando se agrega a la combinación LABA/LAMA,[10,15,83,102-104] pero a su vez un recuento elevado de eosinófilos se asocia a repetidos eventos de exacerbaciones a pesar del uso de terapia triple LABA/LAMA/CI.[103]
  - Si el paciente tiene de 0 a 1 exacerbación moderada al año y ninguna exacerbación severa que requiriese hospitalización, y se controla con LABA/LAMA, la sola presencia de eosinófilos elevados en sangre no es un criterio para utilizar o añadir un CI.
- El CI será considerado también como parte de la terapia farmacológica en pacientes que a pesar de la terapia broncodilatadora dual LABA/LAMA han tenido una exacerbación grave que requirió hospitalización, de manera independiente, al recuento o media histórica de eosinófilos en sangre. En ese caso se evaluará el riesgo versus el beneficio del inicio del CI, cada tres a seis meses. Se

sugiere siempre considerar la suspensión del CI tan pronto sea posible, si no se logran los objetivos terapéuticos o se presentan reacciones adversas o una neumonía o si la media de eosinófilos se mantiene por debajo de 100 a 150 células/uL de sangre.

- Cuando el paciente con EPOC recibe, de manera previa, un LABA/LAMA en un dispositivo de su preferencia, que se adapta a él y se requiera agregar, de forma objetiva, un CI, este podrá agregarse en otro dispositivo y administrarse de manera secuencial al LABA/LAMA, en los horarios en que estos se administran, usando la dosis más baja de CI posible con la cual se alcance su efecto terapéutico para evitar las reacciones adversas.
- En los pacientes con EPOC que se encuentren usando un CI y no cumplan las condiciones para su uso o se encuentren en el grupo de contraindicaciones, se sugiere suspender el CI y ajustar el tratamiento según el grado de severidad de la EPOC.

Tabla 7. Broncodilatadores beta 2 agonistas de acción prolongada (LABA) con o sin corticoides inhalados (CI) disponibles para el uso en EPOC. T½: tiempo de semivida LAMA, anticolinérgico de acción prolongada. En la actualidad, no se recomienda la terapia con LABA/CI en pacientes con EPOC

LABA t½ / CI	Beclometasona	Budesonida	Mometasona	Fluticasona Propionato	Fluticasona Furoato
Formoterol-12h	For-Bec For-Gli-Bec	For-Bud For-Gli-Bud	For-Mom		
Olodaterol-24h					
Salmeterol-12h				Sal-Flut	
Vilanterol-4h					Vil-Flut Vil-Ume-Flut
Indacaterol			Ind-Gli-Mom		
LAMA	Glicopirronio	Glicopirronio	Glicopirronio		Umeclindinio

Fuente: elaboración propia.

Clasificación de severidad y tratamiento farmacológico

Luego del diagnóstico de EPOC, se debe clasificar al paciente de acuerdo con su severidad, ya que el grado de severidad es el que se toma como referencia para decidir cuál será el tratamiento farmacológico que se iniciará. Asimismo, es la referencia para decidir sobre las siguientes opciones farmacológicas que se tienen luego de ello. La clasificación de severidad más conocida es la propuesta por GOLD, pero no es la única.

La clasificación de gravedad se obtiene de la combinación de tres variables: la gravedad de la disnea medida por el mMRC (escala de valoración de la severidad de la disnea, Tabla 8), la calidad de vida medida por el CAT (COPD *Assessment Test* o escala para valorar la severidad de la EPOC, Figura 12) y el número de EAEPOC moderadas o graves (que requieren hospitalización) en el año anterior. Para este propósito de usa (n) la (s) variable (s) que muestre (n) el mayor compromiso del paciente.

La clasificación por grupos: A, B, E tiene una correlación con el riesgo de presentar una exacerbación aguda de la EPOC futura, así como con la mortalidad. Un paciente del grupo E tiene mayor mortalidad y más riesgo de una nueva EAEPOC que uno del grupo B y este a su vez que uno paciente del grupo A.[106]

Tabla 8. Escala de valoración de la gravedad de la disnea del Consejo de Investigación Médica (mMRC)

Grado	Actividad
0	Ausencia de disnea, excepto al realizar ejercicio intenso
1	Disnea al andar de prisa en llano, o al andar subiendo una pendiente poco pronunciada
2	La disnea le produce una incapacidad de mantener el paso de otras personas de la misma edad caminando en llano o tener que parar a descansar al andar en llano al propio paso
3	La disnea hace que tenga que parar a descansar al andar unos 100 metros o después de pocos minutos de andar en llano
4	La disnea impide al paciente salir de casa o aparece con actividades como vestirse o desvestirse

Opciones de tratamiento farmacológico inhalado según la gravedad de la EPOC

A continuación, se describen las opciones de tratamiento farmacológico inhalado, de acuerdo a la severidad de la enfermedad de la EPOC, definidas por GOLD. Además, se han tomado las mejores recomendaciones posibles de los diversos estudios publicados.[2,6,8,9,11-13,15,16,54,71,73,75-79,81-86,90,92,93,107]

Nunca toso	① ② ③ ④ ⑤	Siempre estoy tosiendo	
No tengo flema (mucosidad) en el pecho	① ② ③ ④ ⑤	Tengo el pecho completamente lleno de flema (mucosidad)	
No siento ninguna opresión en el pecho	① ② ③ ④ ⑤	Siento mucha opresión en el pecho	
No me falta aire si subo un tramo de escalera o una pendiente	① ② ③ ④ ⑤	Me falta mucho el aire si subo un tramo de escalera o una pendiente	
No me siento limitado para realizar actividades doésticas	① ② ③ ④ ⑤	Me siento muy limitado para realizar actividades doésticas	
Me siento seguro al salir de casa a pesr de mi afección pulmonar	① ② ③ ④ ⑤	No me siento nada seguro al salir de casa debido a mi afección pulmonar	
Duermo sin problemas	① ② ③ ④ ⑤	Tengo problemas para dormir debido a mi afección pulmonar	
Tengo mucha energía	① ② ③ ④ ⑤	No tengo ninguna energía	

Figura 12. *Cuestionario CAT (prueba de evaluación de la EPOC).* **Nota:** Traducido y tomado de GOLD 2023 y 2024.[25] Enlace para la realización en línea: https://www.mdcalc.com/calc/10161/copd-assessment-test-cat

- Grupo A.
  Pacientes con EPOC que tienen disnea catalogada como de 0 o 1 según la mMRC y que tiene de 0 a 1 EAEPOC moderada al año y ninguna exacerbación que motivó una hospitalización y que tienen menos de 10 puntos en el cuestionario CAT. Son considerados pacientes de bajo riesgo, no exacerbadores y poco sintomáticos.
  - En general su tratamiento farmacológico se inicia con un broncodilatador de tipo SABA, el cual se puede

administrar, de manera condicional, a las molestias que tenga el paciente (aliviador o rescatador).

- Al SABA se le puede añadir un SAMA, para ser administrados juntos cuando haya molestias.
- No se recomienda iniciar el tratamiento con un SAMA ni reemplazar un SABA por un SAMA.
- No se debe usar un CI en estos pacientes.
- Continuación del tratamiento según la respuesta clínica:
  - Si la respuesta clínica es favorable se mantendrá esta indicación.
  - En caso contrario, si la respuesta clínica no es favorable y mientras siga siendo del grupo A, se puede indicar un SABA, con o sin SAMA, cada 4 a 6 horas y, además, como rescatador o aliviador. Otra opción es iniciar un LABA o un LAMA. En este caso se mantiene un SABA con o sin un SAMA de manera condicional a las molestias.[108]

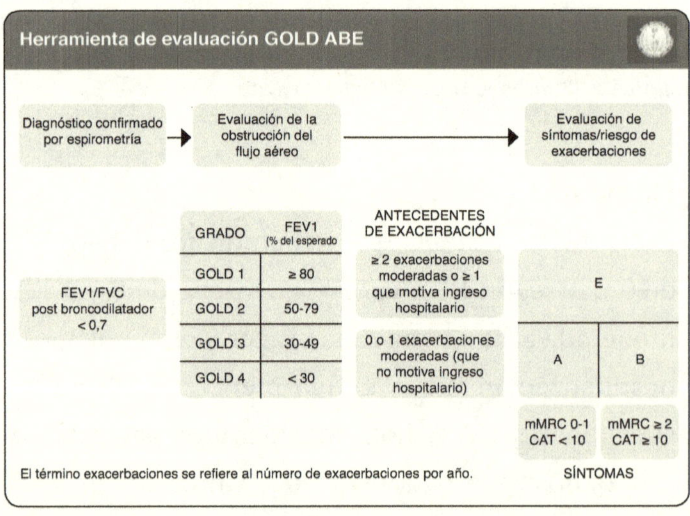

Figura 13. *Herramienta de evaluación del GOLD ABE.* **Nota:** Traducido y tomado de GOLD 2023 y 2024.[10,25]

- Grupo B.

  Pacientes con EPOC que tienen disnea catalogada como de 2 a más puntos en el mMRC o que tienen de 10 a más puntos en el cuestionario CAT y que tienen solo 0 a 1 EAEPOC moderada y ninguna EAEPOC en un año, que motivó una hospitalización. Son considerados pacientes de moderado riesgo, no exacerbadores, pero sí muy sintomáticos.

  ° En general, su tratamiento farmacológico se inicia con un broncodilatador de acción larga, un LABA o un LAMA. No hay preferencia real por el tipo de broncodilatador de acción prolongada que se iniciará, aunque algunos autores recomiendan iniciar con un LAMA.

  ° La elección del tipo de LABA o LAMA dependerá de su disponibilidad, las preferencias del paciente, los costos, el dispositivo en el que viene y su correcto uso por parte del paciente y del médico, entre otras variables.

    Según la respuesta clínica y si se mantiene en el grupo B:

    * Se puede continuar con el LABA o LAMA con el cual inició el tratamiento.
    * Si lo requiere se puede añadir el otro tipo de broncodilatador de acción prolongada. Si inició con LABA, se podrá añadir un LAMA y viceversa.

    Se sugiere que el control clínico se haga cada tres a seis meses antes de modificar el tratamiento farmacológico, aunque esto se individualizará con cada paciente, ni un cambio muy rápido ni un cambio muy tardío de la terapia benefician al paciente.

  ° En caso de que requiera de dos broncodilatadores de acción prolongada, es preferible que ambos se encuentren combinados en el mismo dispositivo, y que el dispositivo sea de fácil uso para el paciente y se adecúe a sus preferencias. En caso de que se cuente con broncodilatadores de acción prolongada en diferentes dispositivos, estos se administrarán de manera secuencial en horarios que coincidan, de acuerdo con su tiempo de semivida. Por ejemplo, se administrarán ambos en la mañana y según su tiempo de semivida se repetirá la dosis ya sea a las 12 o 24 horas.

  - Como alternativa y cuando no se cuente con uno o los dos tipos de broncodilatadores de acción prolongada, se puede optar por el uso de un SABA, cada 4 a 6 horas que, de acuerdo con la respuesta, se le puede añadir un SAMA, cada 4 a 6 horas. Se administrarán en el mismo horario de manera secuencial.

  En todos los casos, ya sea que use un LAMA o un SAMA en horario o un LAMA/LABA o un SAMA en horario más LABA o un SAMA/SABA en horario, también se indicará un SABA con o sin SAMA como aliviador o rescatador. No se debe usar un CI ni como monoterapia ni combinado con un LABA o con un LAMA. El uso de un LABA no contraindica el uso de un SABA como aliviador y el uso de un LAMA no contraindica el uso de un SAMA como ayuda al SABA como aliviador.[75,107]

- Grupo E.

Pacientes con EPOC que, de manera independiente, del grado de disnea medida por el mMRC o del puntaje obtenido en el cuestionario CAT, presenta dos o más EAEPOC moderadas o, al menos, una que haya motivado una hospitalización en un año. Son considerados pacientes de alto riesgo por ser exacerbadores y pueden ser poco o muy sintomáticos.

- El tratamiento se inicia con un LABA/LAMA y es preferible que ambos se encuentren combinados en el mismo dispositivo, y que el dispositivo sea de fácil uso para el paciente y se adecúe a las preferencias de él.
  - En caso de que se cuente con broncodilatadores de acción prolongada, en diferentes dispositivos, estos se administrarán de manera secuencial en horarios que coincidan de acuerdo con su tiempo de semivida. Por ejemplo, se administrarán ambos en la mañana y según su tiempo de semivida se repetirá la dosis ya sea a las 12 o 24 horas.
- Como alternativa y cuando no se cuente con un LAMA, este se podrá reemplazar por un SAMA, que se indicará cada 6 a 8 horas de manera diaria.
  - En caso de que se cuente con un LAMA y se requiera adicionar al tratamiento un LABA, pero no se cuente con él, este se podrá reemplazar por un SABA que se administrará cada 4 a 6 horas de manera diaria.

En caso de que requiera de un LAMA más un LABA y no se cuente con ninguno de ellos se podrán reemplazar por un SABA más un SAMA que se administrarán juntos cada 4 a 6 horas (incluso es posible administrarlos cada 2 horas).

Cuando use un LABA/LAMA o en su defecto un SABA/SAMA cada 4 a 6 horas, también se indicará un SABA con o sin SAMA como aliviador o rescatador.

El uso de un LABA no contraindica el uso de un SABA como aliviador o rescatador.

El uso de un LAMA no contraindica el uso de un SAMA como ayuda al SABA como aliviador o rescatador.[15,75]

- La combinación de LABA/LAMA tiene como principal objetivo el reducir el número de EAEPOC, estabilizar o reducir la disnea y mejorar el cuestionario del CAT.

  Si no se logra una adecuada respuesta clínica en tres a seis meses se deben evaluar los siguientes factores: 1) la adherencia al tratamiento, 2) el hábito de fumar, 3) el correcto uso del dispositivo, 4) el adecuado dispositivo para el tipo de paciente, 5) combinar el LAMA más el LABA en un solo dispositivos si es que así no lo hacía, 6) el reconocer y tratar las comorbilidades, 7) el requerimiento de ODC, 8) el cumplimiento del programa de rehabilitación pulmonar y la fisioterapia respiratoria, 9) el fenotipo (ejemplo: enfisematoso y evaluar la necesidad de terapia broncoscópica), entre otros.

- Evaluados esos factores y de seguir presentando EAEPOC se procederá a evaluar la media histórica o el recuento de eosinófilos en sangre.
  * Si tiene un recuento de eosinófilos mayor a 300 células/uL se adicionará un CI (terapia triple, la cual de preferencia se administrará desde un único dispositivo).
  * Si el recuento de eosinófilos está entre 150 (para algunos autores 100) y 300 células/uL y no presenta neutrofilia, se puede iniciar también un CI junto

con el LABA/LAMA y se reevaluará la respuesta terapéutica o la aparición de reacciones adversas, para determinar su continuidad o la suspensión del CI.

* Si el recuento de eosinófilos es menor a 150 (para algunos autores 100) células/uL no se recomienda iniciar un CI.[15,83,90,102-104]

- En estos pacientes con recuento bajo de eosinófilos, que no se benefician de CI o que tengan, sobre todo, neutrofilia o hayan sido fumadores y tengan al menos tres exacerbaciones moderadas el año previo, se puede adicionar azitromicina, interdiaria o acetilcisteína, a altas dosis, o roflumilast, según las características del paciente. La respuesta clínica a estos medicamentos se evaluará luego de 6 a 12 meses de uso.
- En todos los casos, ya sea que use un LABA/LAMA o un SAMA en horario/LABA o un LAMA/SABA en horario o un SAMA en horario/SABA en horario o un LABA/LAMA/CI, también se indicará un SABA con o sin SAMA como aliviador o rescatador.
- El recuento bajo de eosinófilos en sangre (≤ 100 células/uL), en los pacientes con EPOC de este grupo, se asocia a una mayor presencia de enfisema pulmonar, a una mayor velocidad de pérdida de función pulmonar, a un mayor número de exacerbaciones y a una nula respuesta a los CI.[102]
- Algunos pacientes del grupo E no van a mejorar la sintomatología o su calidad de vida o la disnea o no van a reducir el número de EAEPOC, a pesar de la terapia dual LABA/LAMA o terapia triple LABA/LAMA/CI,

según corresponda. En ellos y luego de una evaluación individualizada del caso y con la participación del paciente en la toma de decisiones, se podría optar por ir retirando los medicamentos que puedan asociarse a más reacciones adversas que efectos benéficos. La suspensión se inicia con el CI, para luego suspender el LAMA o LABA, mientras se inician los cuidados paliativos.

  - Es importante mencionar que el uso de ODC no es un criterio para clasificar al paciente con EPOC dentro del grupo E y es relevante no hacer una mala clasificación de la severidad de la EAEPOC para, al final, no hacer un mal tratamiento de la etapa crónica de la EPOC.

Otros tratamientos farmacológicos[1,3,5,11,13,75,76,82,92]

- Terapia de reemplazo nicotínico, para pacientes fumadores.
- Reposición de alfa 1 antitripsina. En caso de deficiencia congénita de la alfa-1 antitripsina. Administración inhalada de polvo liofilizado o a través de solución para administración endovenosa o con proteína humana plasmática purificada. Indicado cuando el VEF1 es menor a 80 %.
- Azitromicina 500 mg tabletas: se le ha descrito un modesto efecto inmunomodulador. Además, reduce el biofilm, disminuye la secreción de moco y puede ayudar a reducir el número de exacerbaciones anuales. Se utiliza agregándolo a la terapia broncodilatadora inhalada. Se ha descrito que tiene mejor acción en ausencia de eosinofilia y presencia de neutrofilia. Los pacientes exfumadores o fumadores pueden beneficiarse más de ella. Su uso es de 6 a 12 meses para poder

evaluar una respuesta clínica y se administra en dosis intermitentes, por semana, y no se busca su efecto antibiótico.

Se ha asociado a una disminución de la capacidad auditiva y a la prolongación del intervalo de QT, aunque no ha sido significativo, desde un punto de vista clínico,[24] por lo que antes de iniciar su uso se sugiere una evaluación por cardiología y otorrinolaringología. La dosis suele ser de 500 mg tres veces por semana o 250 mg/día. No se debería combinar con un CI.

- Roflumilast: tiene como objetivo reducir la inflamación inhibiendo la degradación del AMP cíclico intracelular. Es un inhibidor de la fosfodiesterasa 4.

  Está indicado para reducir el número de exacerbaciones en pacientes con fenotipo de bronquitis crónica e infecciones recurrentes. Se ha usado el criterio de VEF1 menor a 50 % para que este medicamento sea indicado en este grupo de pacientes. No tiene efecto broncodilatador. Se adiciona al LAMA o LABA/LAMA o LABA/LAMA/CI. No se ha estudiado su efecto en pacientes que usan acetilcisteína o azitromicina.

- Teofilina de acción prolongada: tiene un efecto broncodilatador muy modesto en la EPOC estable, no se recomienda su uso rutinario. No tiene efecto durante la exacerbación aguda de la EPOC e, incluso, podría incrementar la mortalidad.[109] No reemplaza al tratamiento farmacológico broncodilatador inhalado.

  Se le ha atribuido algún efecto positivo en la fuerza del diafragma, en el aumento del rendimiento de los músculos respiratorios, en la reducción del atrapamiento aéreo y en la mejoría del aclaramiento mucociliar, aunque en estudios de baja calidad y previos al uso de los actuales LAMA o LABA.

No reduce las exacerbaciones. No debería usarse en pacientes que reciben azitromicina ya que se potencian las reacciones adversas cardiovasculares relacionadas al ritmo cardíaco.[109]

- Corticoides sistémicos (CS). No se recomienda su uso en la fase crónica/estable. Son parte del tratamiento de la EAEPOC en dosis de 40 mg al día de prednisona por 5 días. El uso acumulativo mensual (por 6 a 12 meses) de corticoides sistémicos, equivalentes a 20-40 mg de prednisona, se asocia a un aumento de la mortalidad y a un aumento del riesgo de fracturas vertebrales. Se le atribuye los siguientes riesgos al uso de CS comparado con los pacientes con EPOC que no usan CS.[110]
  - Un 80 % más de riesgo de desarrollar osteoporosis con o sin fracturas.
  - Un 44 % más de riesgo de desarrollar diabetes tipo 2.
  - Un 26 % más de riesgo de desarrollar enfermedad cerebrovascular o cardiovascular.
  - Un 4 % más riesgo de morir.
- Acetilcisteína. En pacientes exacerbadores con bronquitis crónica y, sobre todo, con VEF1 menor del 50 % se administra a altas dosis diarias (1200 a 1800 mg/día oral). En combinación con un LABA/LAMA, su efecto terapéutico se evaluaría luego de 6 a 12 meses de su uso. Tiene como objetivo reducir el número de exacerbaciones. Su efecto no se ha probado junto a azitromicina o junto a roflumilast ni a CI y el resultado sobre la reducción de las exacerbaciones es modesto.[111,112]
- Antitusígenos, expectorantes y mucolíticos (agentes mucoactivos). Se utilizan para otros síntomas asociadas como tos o expectoración. Se recomienda no usarlos de manera frecuente o rutinaria o utilizarlos por el menor tiempo posible y a la menor dosis que ejerza el efecto terapéutico deseado.

- Vasodilatadores pulmonares. No está recomendado su uso en pacientes con EPOC e hipertensión pulmonar, incluso podrían agravar el trastorno ventilación/perfusión de base.[113,114]
- Estatinas. No se recomienda su uso para prevenir las exacerbaciones, su uso se restringe a sus efectos terapéuticos conocidos.
- Opioides orales o parenterales. Utilizados a dosis bajas pueden ayudar a reducir la disnea en pacientes refractarios al tratamiento o a la rehabilitación pulmonar. Se podría sugerir fentanilo transdérmico a razón de 12 ug/h o morfina de liberación prolongada a 10 mg bid.[33,57] Esta terapia se puede iniciar en pacientes muy sintomáticos a pesar del tratamiento con LABA/LAMA y no, de manera necesaria, en pacientes EPOC terminales.
- Antileucotrienos. No se recomienda su uso en EPOC.
- Betabloqueantes cardio-selectivos. En pacientes con EPOC y con enfermedad coronaria o con falla cardíaca, los betabloqueantes cardio-selectivos se asociaban a una mejora clínica de la EPOC, pero con una disminución del VEF1, sin que esto fuese relevante, desde una mirada clínica. Un MA reciente ha encontrado que, en particular, el uso de bisoprolol en pacientes con EPOC que presenten o no falla cardíaca se asoció, de manera significativa, a una mejoría de la función pulmonar, una mayor tolerancia al ejercicio, una disminución de biomarcadores inflamatorios, sin que se asocie al desarrollo de eventos adversos.[115]
- Doxiciclina: Se administra a una dosis de 100 mg al día, por vía oral, por un año en aquellos pacientes con EPOC, sin alergia conocida al medicamento y que además, no experimenten reacciones adversas a él. Su uso puede ser una opción para aquellos pacientes con EPOC exacerbadores a pesar de

la terapia inhalatoria máxima y que tenga un recuento de eosinófilos bajos cuando no puedan recibir azitromicina.[116,117]

<table>
<tr><th colspan="2">Tabla 9. Resumen del tratamiento farmacológico de la EPOC según gravedad</th></tr>
<tr><td>Grupo A
• Se inicia con un SABA con o sin un SAMA condicional que puede luego pasar a indicarse cada 4 a 6 horas.
• Si no hay mejoría o estabilización de los síntomas se pasa a un LABA o a un LAMA diario y, además, un SABA con o sin SAMA como aliviador.
• Si no hay mejoría o estabilización se pasa a una LABA más un LAMA y además un SABA con o sin SAMA como aliviador.
• En caso requiera un LABA y no se cuenta con él, se usa un SABA cada 4 a 6 horas diario.
• En caso requiera un LAMA y no se cuenta con él, se usa un SAMA cada 6 a 8 horas diario.
• En caso requiera un LABA más un LAMA y no se cuenta con ellos, se usa un SABA más SAMA cada 4 a 6 horas diarios.</td><td>Grupo B
• Se inicia de preferencia con un LAMA diario y además un SABA con o sin un SAMA como aliviador.
• Si no hay mejoría o estabilización se pasa a un LAMA más un LABA y un SABA con o sin un SAMA como aliviador.
• En caso requiera un LABA y no se cuenta con él, se usa un SABA cada 4 a 6 horas.
• En caso requiera un LAMA y no se cuenta con él, se usa un SAMA cada 6 a 8 horas.
• En caso requiera un LABA más un LAMA y no se cuenta con ellos, se usa un SABA más SAMA cada 4 a 6 horas diarios.
• Se evalúa la técnica inhalatoria, las comorbilidades, la capacidad inspiratoria, la rehabilitación respiratoria, entre otras.</td></tr>
<tr><td colspan="2">Grupo E
• Se inicia con un LAMA más un LABA diarios y un SABA con o sin un SAMA como aliviador.
• Si no hay reducción de las exacerbaciones agudas de la EPOC, se verifica la técnica inhalatoria, se revisa la capacidad inspiratoria, se pueden cambiar las moléculas de LAMA o LABA. Si estaban en diferentes dispositivos, se pasan a un mismo dispositivo, se evalúa el hábito tabáquico, el cumplimiento de la rehabilitación pulmonar, las comorbilidades y la necesidad de oxigenoterapia domiciliaria continua.
• Si no hay reducción de las exacerbaciones, se evalúa la media histórica de eosinófilos en sangre:
  ◦ Menor a 100 cel/uL: no se agrega corticoide inhalado, pero se puede agregar azitromicina o roflumilast o altas dosis de acetilcisteína y se mantiene en LABA/LAMA.
  ◦ Entre 100 a 299 cel/uL: se puede agregar un corticoide inhalado a bajas dosis o dosis intermedias a la combinación LABA/LAMA y se evalúa la respuesta terapéutica para decidir su continuidad. Si se presentan reacciones adversas o neumonía se suspende el corticoide inhalado y se continúa con el LABA/LAMA. No se agrega azitromicina. Podría agregarse acetilcisteína a altas dosis o roflumilast.
  ◦ Mayor o igual a 300 cel/uL: se agrega un corticoide inhalado a dosis intermedias a la combinación LABA/LAMA y se evalúa la respuesta terapéutica para decidir su continuidad. Si se presentan reacciones adversas o neumonía se suspende el corticoide inhalado. No se agrega azitromicina. Podría agregarse acetilcisteína a altas dosis. Podría agregarse roflumilast.</td></tr>
<tr><td colspan="2">Fuente: archivo personal del autor.</td></tr>
</table>

Otras clasificaciones de la gravedad de la EPOC

Las recomendaciones propuestas por GOLD[10,25] son, en probabilidad, las más conocidas. Sin embargo, existen otras clasificaciones de severidad de la EPOC que puede tener ciertas variantes:[1,3,5-7,9,13,15,16,54,75,76,83,84,92,118]

Clasificación de los pacientes del grupo E:[119]

Una reciente clasificación es la de los pacientes del grupo E en dos subgrupos basados en el recuento sanguíneo histórico de eosinófilos:

- E_1: denominados exacerbadores no eosinofílicos en los cuales la terapia broncodilatadora dual LABA/LAMA sería la primera opción y no serían candidatos a CI.
- E_2: denominados exacerbadores eosinofílicos en los cuales la terapia triple sería la primera opción LABA/LAMA/CI.

También se ha propuesto, dividir a los pacientes del grupo E, según el puntaje obtenido del CAT, tal como se hacía en la antigua clasificación GOLD.[120]

Clasificación según las EAEPOC

Algunas instituciones usan a veces el concepto de «exacerbador» como sinónimo de paciente de «alto riesgo» y hacen referencia a los pacientes con EPOC que, presentan dos a más EAEPOC moderadas en un año o una a más EAEPOC, y que necesitó hospitalización en un año. Bajo este concepto se realiza una primera gran división en «no exacerbadores» o «exacerbadores», según esta definición, para que luego cada grupo sea dividido, a su vez, de acuerdo con el valor del VEF 1:[38]

- Paciente con EPOC no exacerbador y con VEF1 % > de 30 % o > 50 % o > 60 % o > 60-80 % o > 1 L (según la recomendación revisada). Forman subgrupos según la mMRC y el CAT.
    - mMRC: 0–1 o CAT < 10 o «síntomas ocasionales» o estables, desde el punto de vista clínico. En estos pacientes se recomienda iniciar el tratamiento solo con un SABA o SAMA, de manera condicional, como aliviador o rescatador o pueden iniciar el tratamiento con un LABA o LAMA (para muchos es mejor iniciar con un LAMA). Los que sugieren iniciar con SABA o SAMA también indican que, si al cabo de 2 a 3 meses no se observa una mejoría de los síntomas, el paciente pasaría a un tratamiento con LAMA. Sería los pacientes del grupo A de GOLD.
    - mMRC: ≥ 2 o CAT ≥ 10 o «síntomas frecuentes» o inestables, desde el punto de vista clínico, sin antecedentes de asma. En estos pacientes se recomienda iniciar el tratamiento con un LAMA y si al cabo de 2 a 3 meses no se observa una mejoría de los síntomas, el paciente pasaría a un tratamiento con LAMA/LABA. Sería los pacientes del grupo B de GOLD.
    - mMRC: ≥ 2 o CAT ≥ 10 o «síntomas frecuentes» o inestables, desde el punto de vista clínico, con antecedentes de asma o con recuento de eosinófilos mayor a 300 células/uL o con marcada mejoría del VEF1 luego del broncodilatador. Para estos pacientes hay dos opciones: 1) iniciar el tratamiento con un LABA/LAMA/CI y si al cabo de 2 a 3 meses no se observa una mejoría de los síntomas, el paciente suspendería el CI para

continuar con LAMA/LABA y 2) iniciar el tratamiento con un LAMA/LABA y si, al cabo de 2 a 3 meses, no se observa una mejoría de los síntomas, el paciente pasaría a CI/LABA/LABA. Sería un subgrupo del grupo B de GOLD, aunque GOLD no recomienda el uso de CI en el grupo B.

- Pacientes con EPOC «no exacerbador» con VEF1 % ≤ de 30 % o ≤ 50 % o ≤ 60 % o ≤ 1 L. Forman subgrupos según el mMRC y el CAT.
    - mMRC: 0–1 o CAT < 10 o «síntomas ocasionales» o estables, desde el punto de vista clínico, con o sin antecedentes de asma y con o sin recuento de eosinófilos mayor a 300 células/uL. En estos pacientes se recomienda iniciar el tratamiento con un LAMA o LABA (para muchos es mejor iniciar con un LAMA) y si, al cabo de 2 a 3 meses, no se observa una mejoría de los síntomas, el paciente pasaría a un tratamiento con LAMA/LABA. Serían los pacientes del grupo A de GOLD.
    - mMRC: ≥ 2 o CAT ≥ 10 o «síntomas frecuentes» inestables, desde el punto de vista clínico, sin antecedentes de asma y con recuento de eosinófilos menor a 300 células/uL. En estos pacientes se recomienda iniciar el tratamiento con un LAMA/LABA y si, al cabo de 2 a 3 meses, no se observa una mejoría de los síntomas y, según las manifestaciones clínicas, podría recibir azitromicina, acetilcisteína o roflumilast. Se evaluarían el tipo y distribución de lesiones pulmonares para determinar si puede requerir un manejo broncoscópico o quirúrgico de ellas, como parte del tratamiento. Sería los pacientes del grupo B de GOLD.

- mMRC: ≥ 2 o CAT ≥ 10 o «síntomas frecuentes» o inestables, desde el punto de vista clínico, con antecedentes de asma o con recuento de eosinófilos mayor a 300 células/uL o con marcada mejoría del VEF1 luego del broncodilatador. Para estos pacientes hay dos opciones: 1) iniciar el tratamiento con un LABA/LAMA/CI y si, al cabo de 2 a 3 meses, no se observa una mejoría de los síntomas, el paciente suspendería el CI para continuar con LAMA/LABA y 2) iniciar el tratamiento con un LAMA/LABA y si, al cabo de 2 a 3 meses, no se observa una mejoría de los síntomas, el paciente pasaría a un CI/LABA/LABA.

  En ambos casos, si al cabo de 2 a 3 meses no se observa una mejoría de los síntomas y, según las manifestaciones clínicas, podría recibir azitromicina, acetilcisteína, roflumilast o una combinación de ellos. Se evaluarían el tipo y distribución de lesiones pulmonares para determinar si puede requerir un manejo broncoscópico o quirúrgico de ellas como parte del tratamiento. Sería un subgrupo del grupo B de GOLD, aunque GOLD no recomienda el uso de CI en estos pacientes.

- Paciente con EPOC «exacerbador», con independencia del VEF1 %:
  - Sin antecedente de asma y recuento de eosinófilos menor a 100-150 células/uL. Iniciar el tratamiento con LABA/LAMA y si, al cabo de 3 a 6 meses, no se observa una reducción en el número de EAEPOC se podría optar por agregar o roflumilast, azitromicina o acetilcisteína. Sería los E_1.

- Sin antecedente de asma y recuento de eosinófilos entre 100-150 y 300.
  - Sin neutrofilia. Alternativas:
    1. Iniciar el tratamiento con CI/LABA/LAMA y si, al cabo de 3 a 6 meses, no se observa una reducción en el número de EAEPOC, el paciente suspendería el CI para continuar con LABA/LAMA y optar por roflumilast o acetilcisteína o azitromicina.
    2. Iniciar el tratamiento con un CI/LABA y si, al cabo de 3 a 6 meses, no se observa una reducción en el número de EAEPOC, el paciente podría pasar a CI/LABA/LAMA.
  - Con neutrofilia. Alternativas:
    1. Iniciar el tratamiento con LABA/LAMA y si al cabo de 3 a 6 meses no se observa una reducción en el número de EAEPOC se podría optar por agregar CI o azitromicina o ambas.
    2. Iniciar con CI/LABA/LAMA y si, al cabo de 3 a 6 meses, no se observa una reducción en el número de EAEPOC se podría suspender el CI y optar por agregar azitromicina o roflumilast o acetilcisteína. Serían los E_2, aunque GOLD no recomienda el tratamiento con LABA/CI en ningún paciente con EPOC.
- Con antecedente de asma o recuento de eosinófilos ≥ 300. Alternativas:
  - Iniciar el tratamiento con CI/LABA/LAMA y si, al cabo de 3 a 6 meses, no se observa una reducción

en el número de EAEPOC y no hay reacciones adversas por el CI, se podría optar por agregar roflumilast o acetilcisteína.

* Iniciar con CI/LABA y si, al cabo de 3 a 6 meses, no se observa una reducción en el número de EAEPOC, se podría pasar a CI/LABA/LAMA con o sin roflumilast o acetilcisteína. Serían los E_2, aunque GOLD no recomienda el tratamiento de la EPOC con LABA/CI.

Es importante mencionar que desde el año 2023[10] ya no se recomienda usar la combinación LABA/CI fuera de la terapia broncodilatadora triple (LABA/LAMA/CI), en ningún grado de gravedad de la EPOC ni tampoco si el paciente tiene antecedentes de asma o si presenta ACO. El estado del arte actual indica que el CI se reserve solo a los grupos E antes descritos y se agrega a la terapia broncodilatadora dual LABA/LAMA.

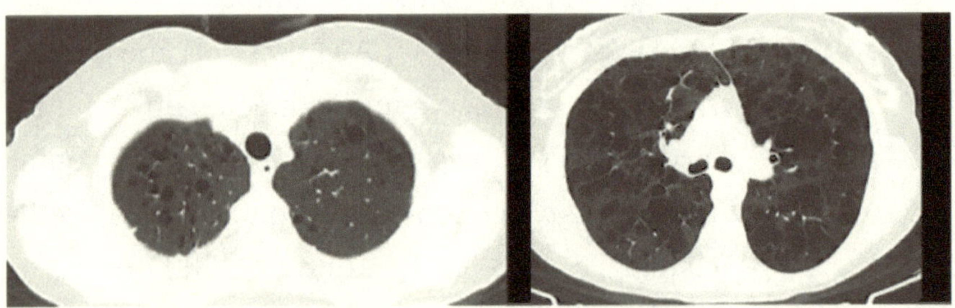

Figura 14. *Tomografía de una paciente de 52 años con disnea crónica progresiva, mMRC: 1 y con un trastorno funcional de tipo obstructivo sin respuesta al broncodilatador.* Se muestran imágenes quísticas de disposición aleatoria en ambos pulmonares y de tamaño variable, en relación con un caso de linfangioleiomiomatosis. **Fuente:** archivo personal del autor.

TERCERA PARTE

EAEPOC: fisiopatología, clínica y diagnóstico

Exacerbación aguda de la enfermedad pulmonar obstructiva crónica (EAEPOC)

La EAEPOC es un evento importante y esperado en el curso de la enfermedad. Aumenta la mortalidad, altera el estado de la salud, reduce la capacidad funcional, disminuye la función pulmonar, aumenta la comorbilidad cardiovascular, aumenta los costos y conlleva un largo periodo para la recuperación la cual, en muchos casos, no suele ser completa.

Definición de la EAEPOC

Definición clásica

La definición clásica de una EAEPOC incluía tres criterios, conocidos como los criterios de Anthonisen (en honor al autor que las propuso).[121] Estos tres criterios eran: el aumento de la disnea basal, el aumento de la producción de esputo, sobre el basal habitual, y los cambios de la coloración del esputo habitual basal. Esta definición clásica indicaba que, si se presentaban dos de los tres criterios, el paciente se encontraba en una EAEPOC y que era candidato a recibir un ciclo corto de antibióticos.[121]

También se sugería de manera clásica que, si estaban presentes los criterios de aumento y cambios en el color del esputo basal, el paciente requería el uso de antibióticos. Esta definición clásica, aunque es muy conocida y aplicada, es también muy subjetiva y se correlaciona muy poco con la severidad de la EAEPOC. En la actualidad, si el paciente con EPOC solo presenta estos tres criterios, se considera una EAEPOC leve, que se podría manejar de manera ambulatoria.[1,3,122-124]

Definición actual

Hoy en día, la EAEPOC se define por los criterios de Roma. Es un evento, en el paciente con EPOC, caracterizado por disnea o tos y esputo que empeora en 14 días o menos, y que puede estar acompañado de taquipnea o taquicardia y, a menudo, se asocia con un aumento de la inflamación local y sistémica (aumento de la proteína C reactiva PCR), causada por una infección de las vías respiratorias, contaminación u otro daño a las vías respiratorias. Estos eventos pueden poner en peligro la vida y requieren una evaluación y un tratamiento adecuado.[8,125-128]

Fisiopatología de la EAEPOC

La EAEPOC se caracteriza por un estallido agudo de la inflamación de las vías respiratorias debido a bacterias, virus, contaminantes ambientales u otros estímulos que se expanden de manera sistémica. Este estallido inflamatorio, sumado al empeoramiento de la limitación al flujo aéreo existente, aumenta el trabajo respiratorio, en pacientes con EPOC que suelen ya tener una reserva respiratoria limitada. Se genera así un círculo vicioso de aumento de la resistencia de las vías respiratorias y taquipnea y mayor trabajo respiratorio.

Esto conduce al atrapamiento de aire en los pulmones (aumento del volumen residual o de la capacidad residual funcional con la consiguiente disminución de la CVF o CI), disfunción de los músculos respiratorios, empeoramiento de la disnea y mayor trastorno de la V/Q, que se manifiesta como hipoxemia arterial con o sin hipercapnia.

En algunos pacientes, la demanda ventilatoria excede a la reserva ventilatoria, lo que lleva a insuficiencia ventilatoria, hipercapnia y acidosis respiratoria que, si no se trata, puede causar la muerte.

Causas de la EAEPOC

Alrededor de un 80 % de las EAEPOC son causadas por agentes infecciosos, predominando las bacterias sobre los virus, en particular *Haemophilus influenzae, Moraxella catarrhalis, Streptococcus pneumoniae, Influenza A, Rhinovirus, Coronavirus* (no *SARS-CoV-2*), *Pseudomonas aeruginosa*, entre otros. El rol de SARS-CoV-2 como desencadenante de una EAEPOC aún no ha sido clarificado.[121,122,125,126,129]

Para muchos autores, la neumonía adquirida en la comunidad no está incluida como causa de una EAEPOC, sino que se le considera una complicación de la EPOC o del tratamiento farmacológico, en especial una complicación del uso de corticoides inhalados.[1,3,5,10,26,74,122,126-128,130-132]

Prevención de la EAEPOC

La principal medida para reducir el riesgo de presentar una EAEPOC es la adherencia al tratamiento farmacológico y no farmacológico, de acuerdo con el grado de gravedad de la EPOC. La rehabilitación pulmonar y sus componentes al igual que los LAMA con o sin LABA, la supresión del hábito tabáquico, el tratamiento de las comorbilidades, la actividad física, entre otros, se han asociado a la reducción del riesgo de desarrollo de una EAEPOC.

Por alguna razón no del todo entendida, habrá pacientes con EPOC que no presenten EAEPOC de grado moderado o severo, durante el curso de la enfermedad crónica, mientras que otros pacientes con EAEPOC estarán dentro del grupo de pacientes que tendrán EAEPOC con mayor frecuencia.

Gravedad de la EAEPOC

La gravedad de la exacerbación será catalogada evaluando la frecuencia respiratoria, la frecuencia cardíaca, la severidad de la disnea (con el uso de una escala visual análoga modificada de 10 puntos), la saturación de la hemoglobina por pulsioximetría o por un AGA y la medición de la PCR sérica.

Los criterios clínicos tienen más valor que la PCR. La PCR baja, como única variable, no disminuye la gravedad de la exacerbación y un valor de PCR alto, como única variable, no aumenta la gravedad de la exacerbación.

Tabla 10. Clasificación de severidad de la EAEPOC

Parámetro	Sin falla respiratoria	Falla respiratoria sin peligro para la vida	Falla respiratoria con peligro para la vida
Frecuencia respiratoria	20-30 rpm	> 30 rpm	> 30 rpm
Musculatura accesoria	Sin uso	Uso	Uso
Conciencia	Conservada	Conservada	Alteración aguda
Hipoxemia	No o corregida con $FiO_2 < 0,35$ por máscara con sistema venturi	Corregida con FiO_2 0,35–0,4 por máscara con sistema venturi	No corregida o requiere $FiO_2 > 0,4$ por máscara con sistema venturi
Hipercapnia	No	50–60 mmHg	> 60 mmHg o pH < 7,25

Fuente: Tomado de GOLD 2022, 2023 y 2024.[8,10,25,26,130]

Exacerbación leve de manejo ambulatorio. La disnea es menor a 5 puntos en una escala visual análoga de 10 puntos, la frecuencia respiratoria es menor de 24 rpm, la frecuencia cardíaca es menor a 95 lpm, la saturación es de 92 % a más, respirando aire ambiental o ha disminuido menos de 3 % con respecto a la basal y la PCR es menor a 10 mg/L.[3,130]

Exacerbación moderada. La disnea es de 5 a más puntos, la frecuencia respiratoria es de 24 a más rpm, la frecuencia cardíaca es de 95 a más lpm, la saturación es menor a 92 % o hay una disminución del 3 % a más de la basal (PaO_2 < 60 mmHg con o sin $PaCO_2$ > 45 mmHg sin acidosis) y el PCR es 10 mg/L a más. En general, puede ser manejada de manera ambulatoria. Sin embargo, la exacerbación moderada con o sin falla respiratoria, con o sin peligro para la vida, puede requerir una estancia corta en emergencia.[10,130]

Criterios sugeridos para decidir hospitalización

- Falla respiratoria sin peligro para la vida.
- Comorbilidad (es) seria (s) o comorbilidad (es) no controladas.
- Complicaciones como neumotórax, neumomediastino, entre otras.
- Falta de respuesta al manejo inicial de la exacerbación sin falla respiratoria.
- Mal soporte ambulatorio.

Criterios sugeridos para ingreso a unidad de cuidados intensivos

- Falla respiratoria con peligro para la vida.
- Inestabilidad hemodinámica, requerimiento de vasopresores.
- Insuficiencia respiratoria refractaria al tratamiento inicial con oxígeno.
- Acidosis respiratoria con pH menor a 7, 25.[10,127,130]

Tabla 11. Escala de DECAF		
Escala de disnea MRC extendida (MRCDe) En un buen día, dentro de los últimos 3 meses	No demasiado disneico para salir de casa (MRCDe 1-4) Demasiado disneico para salir de casa pero es independiente para lavarse y vestirse Demasiado disneico para salir de casa y para lavarse y vestirse	0 +1 +2
Eosinopenia Eosinófilos menos de 0,05 × 10^9/L	No Sí	0 +1
Consolidación en rayos X	No Sí	0 +1
Acidemia pH menor de 7,30	No Sí	0 +1
Fibrilación auricular Presentación en el electrocardiograma y/o antecedentes de fibrilación auricular paraxística	No Sí	0 +1
Nota: Tomado de: https://www.mdcalc.com/decaf-score-acute-exacerbation-copd basado en Steer et al.[123]		

Mortalidad atribuible a una exacerbación y la escala de DECAF

La mortalidad atribuible a una exacerbación puede ser estimada mediante la utilización de la escala DECAF[123,124] compuesta por la escala de disnea mMRC extendida (de 5 puntos), la eosinopenia, la presencia de consolidación, acidemia y la fibrilación auricular. En esa escala la mortalidad intrahospitalaria por la EAEPOC estimada se calcula para 1 punto en 1,5 %, para 2 puntos en 5,4 %, para 3 puntos en 15,3 %, para 4 puntos en 31 %, para 5 puntos en 40,5 % y para 6 puntos en 50 %.[124]

Predicción y pronóstico de una exacerbación

Biomarcadores predictores de una exacerbación

Existen en curso el estudio de algunos biomarcadores que podrían predecir una exacerbación o ayudar a una mayor precisión diagnóstica que, aún se encuentran en estudio como la esclerostina sérica, la lisina sérica, entre otros.[131,133]

FeNO: la fracción exhalada de óxido nítrico (FeNO) que mide, de forma indirecta, el proceso inflamatorio de tipo T2. Se ha estudiado como predictor de una exacerbación, así como también para valorar la severidad de la EAEPOC. Un valor por encima de 25 ppm, en pacientes con EPOC, se asoció a un mayor número de EAEPOC, una mayor severidad de esta, un aumento en el número de eosinófilos, entre otros.[134]

Escala de PEARL

También existente otras escalas pronósticas aplicables durante la EAEPOC como la de Pearl.[135]

La escala de PERL intenta estimar el riesgo de mortalidad a 90 días o readmisión, luego de una EAEPOC, utilizando como variables una admisión previa, el valor del eMRC, la edad 80 años a más, la falla de ventrículo derecho y del izquierdo. No es de uso común todavía.[135]

Factores de riesgo asociadas a desarrollar una EAEPOC

Los factores de riesgo que se han asociado en mayor o menor grado a que un paciente con EPOC desarrolle dos o más EAEPOC moderadas por año o una EAEPOC severa por año son:[136]

- Haber presentado una EAEPOC en el año previo.
- Un promedio alto de eosinófilos en sangre en el año previo: mayor a 2 % o mayor a 300-340 cel/uL.
- El uso de corticoides inhalados (efecto paradójico, ya que los CI se usan en pacientes con exacerbaciones frecuentes).
- Una FeNO mayor a 25 ppm.
- Un VEF1 menor a 25 a 30 %.
- Un IMC menor a 20 m/Kg^2.

- Infección crónica por gérmenes que alteran el microbioma pulmonar.
- Mantener el hábito de fumador.
- Contaminación intra y extradomiciliaria.
- Presencia de comorbilidades no controladas.
- Niveles bajos de vitamina D sérico, deficiencia de inmunoglobulina G, niveles bajos de las células asesinas naturales (NK-Cell).
- Niveles altos de fibrinógeno y ácido úrico.
- Variaciones estacionales de la temperatura ambiental: más EAEPOC en invierno que en verano.

Tratamiento de la EAEPOC

Los objetivos del tratamiento de la EAEPOC son los siguientes:[3,5,26,74,123,125-127,130,132,135,137-139]

- Corrección de la hipercapnia (> 45 mmHg) con o sin acidosis respiratoria (pH ≤ 7,35). En la insuficiencia respiratoria aguda o crónica con reagudización mediante el uso de la VMNI/CPAP, cuando no existen contraindicaciones para su uso.[129] En ausencia de acidosis respiratoria se puede utilizar la cánula nasal de alto flujo.[129,140-142]
- Corrección de la hipoxemia. Se realiza mediante el uso de oxígeno a flujos altos y FiO_2 bajos, a través de una máscara con sistema Venturi o a través de la cánula nasal de alto flujo.[129,140,141]

  El objetivo de la terapia con oxígeno durante la EAEPOC es alcanzar una saturación de oxígeno entre el 88 % y el 92 % en promedio; en general, se debería evitar valores por encima de 94 % de saturación.

La terapia con oxígeno a través de cánula nasal de alto flujo es superior al uso de sistemas convencionales[140] y los sistemas de bajo flujo o las altas concentraciones de oxígeno podrían ocasionar un aumento de la $PaCO_2$.[143]

- Administración de SABA. El SABA es fundamental durante la EAEPOC y se debe administrar a dosis altas y de manera muy frecuente. El límite para las dosis y frecuencias de un SABA son las reacciones adversas que pueda producir. Al SABA se le puede adicionar un SAMA, también a altas dosis y frecuencias. Se recomienda reducir la dosis o evitar un SAMA en pacientes con glaucoma de ángulo cerrado o con hiperplasia benigna de próstata. El SABA con o sin SAMA se utiliza en todos los grados de gravedad de la exacerbación.[34,127,137]
- Administración de antibióticos orales. Estos se administran cuando sean requeridos.[138]
    - Identificación de pacientes con EAEPOC que se benefician con antibióticos:
        - Un sistema de puntuación propuesto para identificar a aquellos pacientes con EAEPOC que se beneficiarían del uso de antibióticos utiliza las siguientes variables:
        - PCR > 70 mg/L (2 puntos).
        - Más de 1 día de síntomas (1,5 puntos).
        - Recuento de neutrófilos en sangre > 9500x10^9/L (1 punto).

        Según la puntuación se considera lo siguiente:

        1. Los pacientes con 2,5 a más puntos son candidatos al uso de antibióticos.

2. Los pacientes con 0 a 1 punto no son candidatos al uso de antibióticos.

Este sistema de puntuación estratifica a los pacientes, según el riesgo de tener una infección bacteriana.

1. Bajo riesgo: 22,2 % para aquellos con 1 punto o menos.
2. Moderado riesgo: 47,9 % para aquellos con 1,5 a 2 puntos.
3. Alto riesgo: 95,8 % para aquellos con 2,5 a más puntos.[122]

- Otras indicaciones para el uso de antibióticos. Se suelen indicar antibióticos en los grados moderados que requieren hospitalización y en aquellos con falla respiratoria y, en los casos leves, que cumplan con presentar aumento del volumen del esputo y cambios en la coloración del esputo, cuando no se haya podido utilizar un sistema de puntuación objetivo.[126,130,132,137,139]
- Alternativas de antibióticos. Se propone el uso de azitromicina, que incluso se asocia a una menor mortalidad durante una EAEPOC comparada con otros antibióticos,[139,144] amoxicilina o amoxicilina/clavulanato o doxiciclina[116] o levofloxacino, cualquiera de ellos administrado por vía oral por 5 a 7 días.
- Consideraciones sobre el uso de antibióticos. La EAEPOC no es una neumonía adquirida en la comunidad por lo que no sigue las recomendaciones para el manejo de esa patología.[138,139,145,146] No se recomienda

el inicio de antibióticos solo basados en los valores de la procalcitonina.

- Administración de corticoides. Prednisona, 40 mg al día (o su equivalente) por 5 días en la EAEPOC moderada en adelante. No se recomienda aumentar la dosis diaria ni extender su uso más de 5 días.[3,10,127,130,137]
- Tratamiento y compensación de cualquier otra patología crónica. De aquellas conocidas por el paciente o su médico y también de aquellas que se diagnostiquen durante su hospitalización.[127]
- Medicación al alta hospitalaria.

  Si el paciente recibía solo LABA o solo LAMA, sería recomendable iniciar un tratamiento broncodilatador dual LABA/LAMA. Si ya recibía LABA/LAMA, la adición de un CI depende de la media del recuento histórico de eosinófilos en sangre.
  - Si es mayor a 300 células/uL se recomienda adicionar un CI al LABA/LAMA.[75]
  - Si es menor a 100 células/uL no se recomienda adicionar un CI.
  - Si se encuentra entre 100 y 300 células/uL la decisión se tomaría en función a los riesgos y beneficios que se estimen en cada paciente, individualizando la decisión.[15,83,102-104]
- Rehabilitación pulmonar. Se recomienda iniciar la rehabilitación pulmonar en las primeras 3 semanas luego del alta, aunque se ha encontrado que también podría iniciarse dentro de la hospitalización, sin que esto represente algún evento adverso significativo. Sin embargo, es recomendable seleccionar, de manera correcta, al

paciente con EAEPOC que iniciará la rehabilitación dentro de la hospitalización.[12,69,70]

- Teofilina. No se recomienda el uso de teofilina en una EAEPOC ya que incluso podría aumentar la morbimortalidad durante su estancia hospitalaria.[5,6,10,109]
- Antitusígenos, mucoactivos y mucolíticos. No se recomienda el uso rutinario de antitusígenos, agentes mucoactivos u otros fuera de sus indicaciones aprobadas, en especial, los agentes mucolíticos no han demostrado mayores beneficios durante la EAEPOC,[111] aunque podrían aliviar algunos síntomas de los pacientes.[112]

Exámenes auxiliares recomendados durante una exacerbación

- Exámenes que realizarse. Se sugiere la realización de radiografía de tórax o tomografía de tórax sin contraste, hemograma, recuento de eosinófilos en sangre, bioquímica básica y otros, según sean de relevancia clínica para la toma de decisiones.
- Procalcitonina. Se sugiere que la decisión de iniciar o no el tratamiento antibiótico no se base solo en los valores de la procalcitonina.
- Espirometría. Durante una EAEPOC no se recomienda realizar espirometría. En el caso que se sospeche de una EAEPOC en un paciente sin diagnóstico definitivo de EPOC, la espirometría se realizaría luego de 1 a 3 meses del fin de la EAEPOC.[3,5,6,10]
- Ecografía o ultrasonografía de tórax. En la valoración integral en emergencia del paciente, con disnea súbita o aguda en el contexto o no de un paciente con insuficiencia respiratoria crónica en el que se sospeche de una EAEPOC, la ecografía de tórax, como parte del protocolo BLUE, puede ayudar a

descartar las causas de descompensación de un paciente con EPOC. El protocolo BLUE ayudará a desestimar algunas situaciones clínicas que no se encuentran incluidas dentro de una EAEPOC como la tromboembolia pulmonar, la neumonía adquirida en la comunidad, la insuficiencia cardíaca congestiva, el derrame pleural, el derrame pericárdico, entre otras.[51,52,147,148]

- Ecografía diafragmática. La evaluación de la excursión diafragmática y de la fracción de engrosamiento diafragmático han sido estudiados en pacientes con EPOC en etapa estable y los cambios negativos de estos 2 parámetros ecográficos se han relacionado con la diferenciación entre la presentación de una EAEPOC y la propia evolución de la enfermedad. Aunque es muy pronto para utilizarlo como única herramienta, su nula emisión de radiaciones ionizantes y la ausencia de contraindicaciones para su uso lo hacen, con una alta probabilidad, en una muy buena herramienta para la evaluación periódica de pacientes con EPOC.[147]
- Diagnóstico de EAEPOC. Se establece en ausencia de otros diagnósticos que puedan generar una descompensación del estadio clínico basal del paciente con EPOC como: enfermedad cardiovascular (falla cardíaca, enfermedad coronaria isquémica, tromboembolismo pulmonar, arritmia), enfermedades infecciosas (neumonía adquirida en la comunidad, bronquiectasias), enfermedades pulmonares crónicas (asma, enfermedades intersticiales) u otras como la anemia, la depresión, la ansiedad y el derrame pleural o neumotórax.[128]

Escenarios según la respuesta al tratamiento de la EAEPOC

Según la respuesta al tratamiento de la exacerbación aguda se pueden presentar los siguientes escenarios:

- Fracaso terapéutico. Se define como un empeoramiento de síntomas que sucede durante la propia EAEPOC y que requiere un tratamiento adicional. La recuperación media, después de sufrir una exacerbación, es de alrededor de dos semanas. No obstante, algunos pacientes no se recuperan de forma completa hasta las cuatro a seis semanas.
- Recaída. Cuando se produce un nuevo empeoramiento de síntomas entre la finalización del tratamiento de la exacerbación y las cuatro semanas posteriores.
- Recurrencia. Se produce cuando los síntomas reaparecen en un plazo inferior a un año desde la exacerbación precedente, después de un período de relativo buen estado de salud. Para ello, se establece que deben haber transcurrido al menos cuatro semanas después de completar el tratamiento de la EAEPOC previa o bien seis semanas desde que se iniciaron los síntomas. Las recurrencias se consideran nuevos episodios de AEPOC.[3,76,125,126,130,132,138]

CUARTA PARTE

EPOC: comorbilidades y evolución

La enfermedad pulmonar obstructiva crónica y otras comorbilidades o situaciones especiales

La EPOC se asocia a enfermedades crónicas sistémicas que pueden agravar el estado de salud del paciente con EPOC o contribuir a la mayor morbimortalidad. En cada paciente con EPOC es necesario identificarlas y tratarlas de acuerdo con las recomendaciones específicas para cada una de ellas.[10,21,46,114,132,149]

EPOC en países de medianos y bajos ingresos

Sigue siendo un reto debido al poco acceso a espirometrías para el diagnóstico, además, suelen faltar broncodilatadores de acción prolongada o dispositivos de administración de oxígeno adecuados para el manejo de la insuficiencia respiratoria en casa o durante las exacerbaciones. Por ello, se estima que, en la actualidad, la mayor mortalidad de pacientes con EPOC proviene de estos países. Otro gran reto supone la implementación de guías de práctica clínica de manejo de la EPOC y, sobre todo, su uso por los profesionales de la salud.[21,71]

Tabla 12. Características diferenciales entre el asma y la EPOC		
	Asma **Recomendaciones más conocidas GINA – GEMA – NICE – NIH**	**EPOC** **Recomendaciones más conocidas GOLD – GesEPOC – NICE**
Síntomas y signos	Tos, disnea, sibilantes, roncantes, expectoración, etc. Por lo general, los síntomas son transitorios y reversibles en asma. El paciente con asma puede llegar a estar asintomático por muchos años. En EPOC los síntomas son crónicos, persistentes y progresivos, el paciente con EPOC no llega a estar asintomático. Signos en asma: examen pulmonar normal o roncos o sibilantes. Signos en EPOC: espiración prolongada, MV alejado, y en ocasiones, crépitos gruesos o examen pulmonar normal.	
Fisiopatología	Inflamación crónica con células como: mastocito, eosinófilo, alarminas y linfocito Th2. Puede cursar con FeNO elevado o ser eosinofílica, paucigranulocítica o neutrofílica. T2 o no T2. No tiene una transmisión genética.	Oxidativa, injuria repetida. Aumento de proteasas, reclutamiento celular: neutrófilo, macrófago M1 y M2 y disfunción de linfocitos. La deficiencia de alfa-1 antitripsina tiene transmisión genética: autosómica recesiva.
Diagnóstico	Clínico, se recomienda siempre el uso de la espirometría: reversibilidad o hiperreactividad con variabilidad diaria. Inflamometría: FeNO elevado.	Confirmación necesaria con espirometría con VEF1/CVF < 70 % post-BD con o sin respuesta al BD (mejor usar el LIN y completar con volúmenes estáticos y DICO).
CPT, VR, CRF, DLCO: volúmenes estáticos	Por lo general, normales. Puede aumentar la DICO y, a veces, presentar atrapamiento de aire o hiperinsuflación reversible.	CPT, VR, CRF, VR/CPT, CRF/CPT aumentados o normales y DLCO: normal o disminuido. Pueden mejorar con el BD, pero no normalizarse.
Clasificación clínica	Intermitente, persistente leve, persistente moderado y persistente severo. Además, asma no controlada, asma severa y asma de difícil control.	Grupos A, B, E más obstrucción por VEF1. También se puede clasificar como de bajo y alto riesgo o como exacerbador y no exacerbador.
Base del tratamiento crónico controlador	Corticoide inhalado diario desde el grado persistente leve (beclometasona, mometasona, ciclesonida, fluticasona propionato y furoato, budesonida) al cual se agrega LABA (salmeterol, formoterol, vilanterol), a los cuales se puede agregar un LAMA (tiotropio) solo en paso 5/6 si no se alcanza el control.	Broncodilatadores: LABA (salmeterol, indacaterol, vilanterol, formoterol, olodaterol, arformoterol, abediterol) o LAMA (tiotropio, glicopirronio, umeclidnio, aclidinio, revefenacin) para los B y E. En el grupo A, salbutamol con o sin bromuro de ipratropio. En el grupo E se puede agregar CI, macrólidos, acetilcisteína a dosis altas o cirugía o trasplante, según cada fenotipo o paciente.
Tratamiento aliviador	Salbutamol o salbutamol/CI o formoterol/CI a demanda en todos los pasos.	Salbutamol con o sin bromuro de ipratropio a demanda en todos los grupos.

Se hace daño con	El uso diario a demanda o en horario de SABA o SAMA o uso de LABA o LAMA sin CI o uso de CI más LAMA o CI dosis altas, de forma constante.	Uso de CI con o sin LABA o uso de CI fuera del grupo E con eosinófilos altos o con terapia «triple» en grupos A o B. Con el CI a dosis medias o altas.
Radiografía o tomografía	Normal o atrapamiento de aire.	Normal o enfisema centrolobulillar (con o sin paraseptal) o panacinar y combinaciones.
Uso de otros fármacos	Solo en paso 5 o 6 mal controlado y según fenotipo: macrólido, LAMA, anticuerpos monoclonales (Anti IgE, Anti Il-5/5R, Il-4), termoplastía, montelukast.	Roflumilast, macrólido en grupo E mal controlado con LABA/LAMA y eosinófilos bajos o neutrofilia o acetilcisteína 1200 a 1800 al día.
Cuestionario	ACT y AQT.	CAT y mMRC. Otros: BODE, BODS, BODEX, DECAF.
Tratamiento no farmacológico	Sí, fundamental. Vacunación, ejercicio. No cirugía. No trasplante.	Sí, fundamental. Reducción de volumen y trasplante pulmonar, cese del tabaco, oxígeno domiciliario, rehabilitación, vacunación, VMNI. Trasplante.
Exacerbación aguda	Sí. La exacerbación no suele ser infecciosa o puede ser por una infección viral de las vías respiratorias altas. El manejo es con broncodilatadores (SABA/SAMA) a altas dosis y frecuencias, con o sin corticoides y sin antibióticos de rutina.	Sí. La exacerbación suele ser Infecciosa en el 80 % de casos y por bacterias en las vías respiratorias bajas. Broncodilatadores (SABA/SAMA) a altas dosis y frecuencia, con o sin corticoides y con antibióticos.
Comorbilidades	Sí, pueden dificultar en control del asma.	Sí, pueden aumentar la morbimortalidad.
Fuente: archivo personal del autor.		

EPOC y COVID-19

El tratamiento de la fase crónica/estable de la EPOC no debe modificarse ante la presencia de infección por SARS-CoV-2 o el desarrollo de COVID-19. Todo paciente con EPOC debe estar vacunado con un esquema inicial más los refuerzos que correspondan, contra el SARS-CoV-2 y sus variantes.

La EPOC aumenta el riesgo de desarrollar una enfermedad más grave y de morir por COVID-19, este riesgo disminuye, de manera significativa, con la vacunación y con un tratamiento adecuado de la EPOC. El proceso diagnóstico, de aislamiento y terapéutico de la COVID-19, en pacientes con EPOC, sigue los mismos principios que el de los pacientes sin EPOC. No se ha demostrado que el CI adecuadamente indicado aumente el riesgo de COVID-19 o de su severidad.[53,150]

Síndrome de sobre exposición asma-EPOC o ACO (*asthma COPD overlap*)[3,5,6,10,20,37,97,151]

El ACO tiene peor pronóstico que la EPOC y el asma por separado. Se estima que entre 10 a 20 % de los pacientes con EPOC tienen ACO. El diagnóstico de ACO tiene que cumplir con los tres criterios diagnósticos mayores:

- Presencia de limitación al flujo de aire determinado por un VEF1/CVF menor a 0,7 o al límite inferior de la normalidad en el postbroncodilatador, en personas mayores de 40 años.
- Un índice tabáquico ≥ 10 paquetes al año o su equivalente en contaminantes intra o extradomiciliarios.
- Una historia documentada de asma antes de los 40 años o la presencia de un incremento del VEF1 ≥ 400 ml en el postbroncodilatador.

La sola presencia de una marcada respuesta al broncodilatador no es un criterio diagnóstico o confirmatorio por sí mismo de ACO, cerca de un 23 a 29 % de pacientes con ACO muestran respuesta al broncodilatador.[28]

Y, además, con al menos uno de los siguientes criterios diagnósticos menores:

- Historia de alergia o atopia.

- Aumento del VEF1 de al menos 12 % y 200 ml en el post-broncodilatador en 2 pruebas espirométricas realizadas en dos consultas separadas.
- Recuento de eosinófilos en sangre ≥ 300 células/uL.[20,37]

Otros criterios diagnósticos de ACO

Algunas instituciones también consideran como parte de los criterios diagnósticos a los siguientes:

- DlCO menor a 80 % o la presencia de áreas de enfisema o menor atenuación en la tomografía.
- Síntomas variables de asma.
- FeNO > 35 ppb.
- Elevación de la IgE.
- Presencia de rinitis alérgica.

Tratamiento de ACO

Con anterioridad, se sugería que el tratamiento de ACO fuese con una combinación LABA/CI, siguiendo las recomendaciones del manejo de asma y, además, el uso de SABA como aliviador o rescatador. En la actualidad, se prefiere la terapia triple LABA/LAMA/CI frente a la terapia LABA/CI. En ACO no se recomienda la terapia dual LABA/LAMA o LABA o LAMA sin el uso de un CI.

El tratamiento de la ACO suele estar basado en recomendaciones de expertos más que en evidencia científica.

EPOC e hipertensión arterial pulmonar

La incidencia y prevalencia de la hipertensión arterial pulmonar en pacientes con EPOC no está bien establecida. No se sabe si la EPOC es un factor de riesgo para el desarrollo de hipertensión arterial pulmonar. Sin embargo, la EPOC asociada a la insuficiencia respiratoria crónica, puede generar hipertensión pulmonar postcapilar o del grupo 3.

El tratamiento de la hipertensión pulmonar ocasionada por la EPOC es desconocido. No se sabe, con exactitud, cuál es la respuesta a los vasodilatadores enterales o parenterales que se utilizan en el tratamiento de la hipertensión arterial pulmonar, por lo que no se recomiendan su uso.

En el caso de que un paciente con EPOC e hipertensión pulmonar requiera el uso de ODC, este sería el único tratamiento aprobado.[10,113,114]

Enfisema con fibrosis pulmonar idiopática[152]

También denominada fibrosis pulmonar idiopática (FPI) combinada con enfisema pulmonar. La prevalencia aproximada de la EPOC es de 6 %, mientras que el de la FPI es de 0,3 % de los adultos de los Estados Unidos. Un 5 % de pacientes con EPOC tienen, además, FPI.

El diagnóstico se establece a partir del antecedente del fumador, cambios tomográficos que muestran áreas de enfisema pulmonar, en zonas superiores de ambos pulmonares, y cambios intersticiales compatibles con un patrón tomográfico de neumonía intersticial usual (lesiones reticulares, en su mayoría, periféricas y basales, panalización y en ausencia de panalización, la presencia de bronquiectasia de tracción). Se espera que no existan otros tipos de lesiones parenquimales en la tomografía fuera de los mencionados.

La espirometría y los volúmenes pulmonares estáticos (CPT, CRF, VR) pueden parecer «normales» o «casi normales» con una disminución severa de la DlCO y con una severa desaturación durante el ejercicio o actividades diarias. Pueden presentar un trastorno obstructivo con una diminución de la CVF con CPT normal, pero con VR o CFR aumentada.

Entre el 47 y el 90 % de los pacientes presentan hipertensión pulmonar del grupo 3 y progresan, de una manera acelerada, a la insuficiencia respiratoria crónica con elevación de la $PaCO_2$. Además, presentan repetidas exacerbaciones tanto de la EPOC como de la FPI.

Entre un 11 a un 47 % desarrollan cáncer pulmonar, por lo que su pronóstico es mucho más sombrío que el de la EPOC y el de la FPI por separado. La sobrevida promedio es de 1 a 8 años desde el diagnóstico.[153] El tratamiento será el que la severidad que la EPOC establezca y, en algunos casos, podrían usar medicamentos antifibróticos, aunque estos no han sido estudiados en esta patología doble y simultánea.[10,153]

Tabla 13. Espirometría «normal» con CPT «normal», VR «normal» y con DICOcorr en 10 % (disminuido de forma muy severa) en un paciente con enfisema con fibrosis pulmonar idiopática que requería ODC y presentaba, además, hipertensión pulmonar

	Pre-BD		
	Real	**Predicho**	**% Predicho**
Espirometría			
CVF (L)	3,66	3,63	101
VEF1 (L)	2,90	2,75	105
VEF1/CVF %	79		
Medición de volúmenes pulmonares mediante pletismografía			
VR (L)	2,16	1,96	110
CPT(L)	5,68	5,75	99
VR/CPT %	38		
DICOcorr (ml/min/mmHg)	10 %		

Fuente: archivo personal del autor.

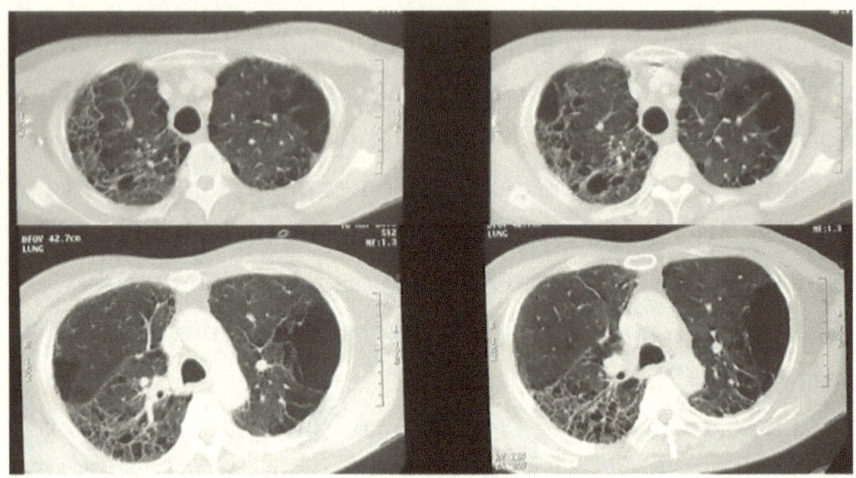

Figura 15. *Tomografía de tórax.* Muestra los cambios de tipo enfisema panacinar en lóbulos superiores a predominio izquierdo con cambios reticulares y panalización en el segmento 6 derecho de un paciente con enfisema con fibrosis pulmonar diopática. **Fuente:** archivo personal del autor.

Infecciones crónicas en pacientes con EPOC[154]

Algunos pacientes con EPOC pueden también presentar bronquiectasias originadas por otras causas y, por lo tanto, tener los mismos riesgos de presentar infecciones crónicas bacterianas y micóticas, por alteraciones del microbioma pulmonar.[155] Las infecciones crónicas de las bronquiectasias por bacterias, al igual que la producción excesiva de broncorrea, son tratadas como aquellas de pacientes con bronquiectasias, pudiendo utilizar antibióticos inhalados, agentes mucoactivos y ejercicios dirigidos a la eliminación de las secreciones bronquiales. El tratamiento de la infección por hongos, en particular por *Aspergillus spp* sigue las mismas indicaciones que en pacientes sin EPOC.[24,156,157]

EPOC ocupacional

La exposición crónica a partículas, gases y humos tóxicos en el ambiente laboral también es causa de EPOC, aunque su reconocimiento suele ser complicado, sobre todo, en pacientes fumadores o con otro factor de riesgo reconocido.

Una adecuada historia ocupacional, el reconocimiento de los contaminantes laborales y la correlación causa y efecto temporal, en ausencia de otro factor de riesgo demostrado en un trabajador, que antes estaba sano, conducen a plantear el diagnóstico presuntivo de EPOC de origen ocupacional.

La prevalencia estimada de EPOC ocupacional entre trabajadores expuestos a contaminantes aéreos, en el ambiente de trabajo, es de alrededor del 14 %. Tanto el proceso diagnóstico, mediante espirometría, su clasificación y tratamiento siguen las mismas pautas descritas para la EPOC no ocupacional.

Lo importante es retirar al trabajador del ambiente laboral en el que se produjo la enfermedad sin que esto implique el cese del vínculo laboral y determinar el menoscabo para la aplicación de las leyes laborales, en relación a esta enfermedad.[19,158,159]

No se le debería considerar a la EPOC y, en particular, a la EPOC de causa ocupacional una limitación o un impedimento para la gran mayoría de puestos de trabajo. La mortalidad y los años ajustados de discapacidad atribuible al EPOC ocupacional están en descenso gracias a los mejores controles de ingeniería y medidas administrativas de control.[160]

Tabla 14. Características y diferencias funcionales entre el asma, la EPOC, la fibrosis pulmonar idiopática (FPI), el síndrome ACO y el síndrome FPI-EPOC					
	Asma	**EPOC**	**ACO**	**FPI**	**FPI-EPOC**
Espirometría	Normal o trastorno obstructivo	Trastorno obstructivo	Trastorno obstructivo	Trastorno restrictivo	Normal o trastorno obstructivo
DICO	Normal o aumentado	Disminuido	Disminuido	Disminuido	Muy disminuido
AGA	Normal	Alterado o normal	Alterado o normal	Alterado o normal	Alterado
CPT	Normal	Normal o aumentado	Normal o aumentado	Disminuido	Normal
VEF1	Normal o disminuido	Disminuido	Disminuido	Disminuido	Normal
CVF	Normal	Normal o disminuido	Normal o disminuido	Disminuido	Normal
VEF1/CVF	Normal o disminuido	Disminuido	Disminuido	Normal	Normal o disminuido
Respuesta al BD	Si	No o si	Si	No	No
Reversibilidad	Si	No	No	No	No

EPOC y apnea obstructiva del sueño (AOS)

El AOS se caracteriza por interrupciones del sueño y de la respiración normal debido a periodos de tiempo, en los cuales la vía aérea superior se ve estrechada. La presencia simultánea de EPOC y AOS se denomina síndrome de superposición. La prevalencia de la AOS en pacientes con EPOC varía entre el 10 % al 15 %, frente a 1 % al 3 % en la población, en general.[161]

En los pacientes con síndrome de superposición, la prevalencia de hipertensión pulmonar se ve incrementada con respecto a pacientes solo con AOS o con EPOC. La presencia de hipertensión pulmonar en pacientes con EPOC conlleva a la búsqueda de AOS en estos pacientes. El AOS también se ha asociado con hipertensión arterial, con enfermedades cardiovasculares y con los accidentes cerebrovasculares. Es recomendable aplicar la escala de somnolencia de Epworth a los pacientes con EPOC, como primer tamizaje y descarte de un síndrome de superposición.

Se ha propuesto el uso del ratio o razón monocito/eosinófilos como un parámetro para sospechar de síndrome de superposición. Además, por cada aumento de un punto en esta ratio se incrementa en dos el riesgo de exacerbación en pacientes con este síndrome. Una ratio mayor a 3,58 tiene una sensibilidad, especificidad, valor predictivo positivo y valor predictivo negativo de 80 %, 63 %, 32 % y 93 %, en ese orden.[161] Otros hallazgos sugieren que los pacientes con el síndrome de superposición tienen una ratio neutrófilo/monocito y plaquetas/monocitos disminuidos.

Controles y evolución de la enfermedad pulmonar obstructiva crónica

El control clínico del paciente con EPOC se debe realizar cada tres a seis meses e incluye la evaluación de la sintomatología, la aplicación del mMRC y del CAT y el registro de la presencia o no de EAEPOC moderadas o severas durante ese periodo. Se debe revisar, en cada consulta, el correcto uso del dispositivo de administración del medicamento inhalado. También se sugiere pesar al paciente cada 6 meses y hacer una revisión de las vacunas colocadas durante el año.

En cada consulta se debe conversar con el paciente y sus familiares sobre sus expectativas y temores y reforzar el conocimiento sobre la enfermedad y promover la actividad física, el continuar con los ejercicios respiratorios, la adecuada alimentación y el cese del tabaco,[2,4,64,101] así como evaluar su desempeño laboral.

Cuestionario de control clínico de la EPOC

El control del paciente con EPOC también se puede realizar mediante el cuestionario de control clínico de la EPOC, que servirá también para evaluar la respuesta al tratamiento. Son preguntas de autoevaluación que se responden durante la entrevista.[3,76]

Cuestionario de control clínico en la EPOC

Estabilidad

E_1	**¿Cómo se encuentra usted desde la última visita?**	
	☐ Mejor ☐ Igual	☐ Peor
E_2	**¿Ha presentado alguna agudización en los últimos 3 meses?**	
	☐ No	☐ Sí
	☐ **Estable** (Se deben cumplir los dos criterios)	☐ **Inestable** (Si se cumple cualquiera de los criterios)

Impacto

I_1	**¿Cuál es el color del esputo de los últimos días?**			
	☐ Blanco / limpio o sin esputo		☐ Oscuro	
I_2	**¿Cuántas veces utilizó la medicación de rescate en la última semana?** (Nº de ocasiones que precisa la medicación de rescate, con independencia del número de inhalaciones que utiliza cada vez)			
	☐ < 3 veces / semana		☐ ≥ 3 veces / semana	
I_3	**¿Cuánto tiempo (en promedio) ha paseado al día en la última semana?**			
	☐ ≥ 30 minutos al día		☐ < 30 minutos al día	
I_4	**¿Cuál es el grado de disnea actual (escala mMRC)?**			
	$FEV_1 \geq 50\%$ ☐ Disnea 0 - 1	$FEV_1 < 50\%$ ☐ Disnea 0 - 2	$FEV_1 \geq 50\%$ ☐ Disnea ≥ 2	$FEV_1 < 50\%$ ☐ Disnea ≥ 3
	☐ **Bajo impacto** (Se deben cumplir 3 de los 4 criterios)		☐ **Alto impacto** (Si se cumplen al menos 2 criterios)	

- ☐ **Grado 0**: Ausencia de disnea excepto al realizar ejercicio intenso
- ☐ **Grado 1**: Disnea al andar deprisa en llano, o al subir una pendiente poco pronunciada
- ☐ **Grado 2**: La disnea imposibilita mantener el paso de otras personas de la misma edad caminando en llano, u obliga a detenerse o descansar al andar en llano al propio paso
- ☐ **Grado 3**: al andar en llano menos de 100 metros
- ☐ **Grado 4**. La disnea impide al paciente salir de casa o aparece con actividades como vestirse o desvestirse

Control

Estabilidad ☐ + ☐ Bajo impacto	Inestabilidad ☐ o ☐ Alto impacto
☐ **Control** (Se deben cumplir los dos criterios)	☐ **No control** (Si se cumple cualquiera de los criterios)

Figura 16. Control clínico de la EPOC. **Nota:** Tomado de GesEPOC.[3]

Índice BODE

Para evaluar el pronóstico del paciente se puede usar la puntuación pronóstica de BODE que evalúa como variables el VEF1 postbroncodilatador, el grado de disnea cuantificada por la escala mMRC, la distancia que recorrió en la prueba de caminata de 6 minutos y el índice de masa corporal. Esta escala pronóstica debería realizarse al momento del diagnóstico inicial y cada 6 a 12 meses.

En esta escala, los puntajes más altos son considerados de mayor riesgo para mortalidad a los 52 meses. Un puntaje de ≥ 7 en esta escala indicaría un mal pronóstico y es un criterio para ser referido a un establecimiento de salud de mayor nivel de complejidad o centro trasplantador de pulmón.[3,44,71]

Tabla 15. Componentes del índice de BODE (10) y su relación con la supervivencia a 52 meses

Variable	0	1	2	3
–VEF_1%	≥ 65	50-64	35-49	< 35
–Disnea mMRC	0-1	2	3	4
–TC6M (m)	≥ 350	250-349	150-249	≤ 149
–IMC	> 21	≤ 21		
Supervivencia a 52 meses, según el índice de BODE				
	Puntuación del índice de BODE		**Supervivencia a 52 meses**	
	1-2		82 %	
	3-4		69 %	
	5-6		60 %	
	7-10		25 %	

TC6M: distancia en metros recorrida durante la prueba de caminata de 6 minutos. IMC: índice de masa corporal.

Índice BODS

En el índice BODS se reemplaza la distancia caminada en 6 minutos por el tiempo en el cual se realizan cinco incorporaciones, a la posición de pie, desde una posición sentada en una silla con los brazos cruzados. Se le asigna un puntaje, de acuerdo con el tiempo empleado y repitiendo los puntajes para las otras variables BOD como el BODE original. Su utilidad también es pronóstica y su sensibilidad es comparable, no es tan empleado ni conocido como el BODE.[44]

- Cero puntos. Si lo hizo en menos de 10,89 segundos.
- Un punto. Si lo hizo entre 10,9 y 13,64 segundos.
- Dos puntos. Si lo realizó entre 13,65 y 19,06 segundos.
- Tres puntos. Si le tomó más de 19,06.

Historia natural de la enfermedad

La EPOC es una enfermedad irreversible, sintomática de forma persistente, en la cual el tratamiento farmacológico y no farmacológico está dirigido a reducir o minimizar los síntomas y mejorar la calidad de vida minimizando el número de EAEPOC por año, pero sin enfocarse en el aumento de la sobrevida o reducción de la mortalidad. La sobrevida promedio es de 10 a 15 años desde el diagnóstico y exceptuando la ODC cuando es indicada, de manera correcta y el trasplante pulmonar no hay otras medidas que hayan demostrado que proporcionen un aumento de la supervivencia de los pacientes.[2,3,5,108]

QUINTA PARTE

EPOC: novedades

Nuevas categorías de EPOC

En los años 2022, 2023 y 2024[8,10,25] se han propuesto algunas nuevas clasificaciones clínicas como:

- Pre-EPOC. Paciente con síntomas respiratorios sin anormalidades estructurales o funcionales ni limitación del flujo y que puede desarrollar EPOC en el futuro.
- EPOC temprano. Presencia de mecanismos biológicos causantes de EPOC en pacientes sin manifestaciones clínicas. Considerando que EPOC leve no es lo mismo que EPOC temprano.
- EPOC en jóvenes. EPOC en pacientes entre 20 y 50 años.

La aplicación o utilidad clínica de estas nuevas clasificaciones aún está en revisión. Hasta el momento actual no se ha establecido aún un tratamiento farmacológico para estas nuevas clasificaciones.[10,16,71,108]

Enfermedad mucoobstructiva pulmonar

Este grupo de enfermedades se caracteriza por la obstrucción de la vía aérea ocasionada por una capa fina de moco. Este moco atrapado en la vía aérea distal no puede ser removido por la tos habitual de los pacientes sanos, debido a su viscosidad y a la alteración mucociliar que se ocasionan como consecuencia del proceso inflamatorio que generan. La EPOC se encuentra dentro de este grupo de enfermedades junto con la fibrosis quística, las bronquiectasias, la discinesia ciliar primaria y las bronquiectasias no asociadas a fibrosis quística.[162]

Viajes en avión y EPOC

Los viajes en avión no están contraindicados en los pacientes con EPOC, ni tampoco se asocian a complicaciones de la enfermedad. Se les debe recomendar a los pacientes con EPOC que optimicen el tratamiento broncodilatador desde días previos al vuelo. Además, deben conocer el correcto uso de su medicación de rescate que tendrá que estar junto a ellos durante el vuelo, en caso que lo requieran.

Aquellos pacientes con EPOC y reciente EAEPOC o con riesgo de tromboembolismo venoso deberán intentar hacer ejercicios con las piernas durante el vuelo y tratar de caminar dentro de la cabina. El uso de oxígeno durante el vuelo se puede determinar mediante la medición inicial de la saturación de oxígeno a nivel del mar.[163]

- Si el paciente con EPOC tiene una saturación mayor o igual a 95 % a nivel del mar y una disnea clasificada como un mMRC menor o igual a 2, en general, no va a necesitar del uso de oxígeno suplementario durante el vuelo.
- Si el paciente con EPOC tiene una saturación mayor o igual a 95 % a nivel del mar y una disnea de 3 a más en la escala mMRC, se recomienda la realización de una prueba de caminata de 6 minutos. Si en ella no presenta una saturación menor a 87 %, no requerirá de oxígeno suplementario durante el vuelo.
- Si el paciente tiene una saturación menor a 95 % a nivel del mar, se recomienda la realización de una prueba de

tolerancia a la hipoxemia o la realización de una prueba de caminata en 6 minutos, para determinar la necesidad de oxígeno durante el vuelo.

- Si el paciente con EPOC ya es usuario de ODC, entonces se recomienda que se aumente 2 lpm de oxígeno al flujo basal habitual del paciente, durante el vuelo.

Alteraciones espirométricas con alguna implicancia clínica a futuro

PRISm (Preserved Ratio Impaired Spirometry)

De manera adicional, se ha descrito alteraciones espirométricas, en personas con síntomas respiratorios inespecíficos, que podrían aumentar el riesgo de desarrollar a futuro una EPOC, enfermedades cardiovasculares o tener una reducción de su expectativa de vida. Una de estas alteraciones se conoce como PRISm: relación VEF1/CVF preservada, es decir, normal o por encima del LIN o no obstructiva y que, además, presenta un VEF1 disminuido por debajo del 80 % o por debajo del LIN con una CVF normal en la prueba postbroncodilatador.[25,164]

Para algunos autores, en la definición de PRISm solo se incluye la disminución del VEF1 y no la disminución de la CVF, indicando que la disminución de la CVF con VEF1/CVF normal se consideraría un trastorno sugerente de restricción. Sin embargo, algunos autores dentro de los cuales nos incluimos, preferimos definir PRISm por la disminución del VEF1 con o sin disminución de la CVF y reservar el término restricción cuando se ha realizado la medición de volúmenes pulmonares estáticos y se ha confirmado la reducción de la CPT.[165]

Fecha prueba PRE 28/09/2023 07:56:04									
Parámetros		**LLN**	**Teór.**	**Best**	**%Teór.**	**Z-score**	**PRE #1**	**PRE #2**	**PRE #3**
FVC	L	4.91	5.87	5.02*	86	-1.45	4.99	5.02	4.95
FEV1	L	4.14	4.96	3.82*	77	-2.29	3.80	**3.82**	**3.80**
FEV1/FVC	%	75.5	84.6	76.1*	90	-1.53	76.2	76.1	76.8
PEF	L/s	8.30	11.11	8.77*	79	-1.37	8.44	8.57	8.77
ELA	años		25	64	256		65	64	65
FEF2575	L/s	3.52	5.34	3.09	58	-2.03	3.10	**3.09**	**3.12**
FET	s		6.00	3.88	65		3.71	3.88	3.43
Evol	mL			91			93	91	118
FIVC	L	4.91	5.87						
FEV1/VC	%	75.5	84.6						
* Mejores valores de todas las curvas - BTPS 1.097 24°C (75,2 °F) - Teóricos NHANES III									

Figura 17. *Trastorno espirométrico PRISm en el pre-BD.* La CVF es normal (5,02 L = 86 % y z-score -1,45) con VEF1 disminuido (3,82 L = 77 % y z-score – 2,29) manteniendo un VEF1/CVF normal de 76,1 % (LIN: 75,5 y z-score – 1,53). **Fuente:** archivo personal del autor.

En pacientes con síntomas y con un resultado de PRISm en la espirometría se recomienda la prueba de respuesta al broncodilatador y la medición de volúmenes pulmonares estáticos. El PRISm no está incluido como un diagnóstico funcional que defina la presencia de EPOC.

El hallazgo de PRISm en una población de edad avanzada se transformó, en 5 años, en una espirometría normal en el 11 % de evaluados. Un 32 % pasó a tener un trastorno obstructivo y un 34 % murió en ese mismo periodo. Otro 23 % mantuvo el trastorno PRISm en el control a casi 5 años. Entre un 20 y un 30 % de personas que muestran un PRISm, desde un punto de vista funcional, desarrollarán EPOC en el futuro.[25] El PRISm se ha asociado con una mayor mortalidad por cualquier causa, una mayor mortalidad por eventos cardiovasculares y respiratorios.[164]

No se conocen las repercusiones clínicas futuras de encontrar al azar un trastorno PRISm en gente joven sin síntomas respiratorios. La prevalencia de PRISm entre fumadores es alta y se asocia a un IMC o muy alto o muy bajo, además, es más frecuente en el sexo femenino, en la obesidad y ante la presencia de múltiples comorbilidades.[25]

Trastorno no específico

Otro trastorno o alteración espirométrica conocida como trastorno no específico resulta de una espirometría que, en principio, muestra un trastorno sugerente de restricción, pero que luego presenta una CPT normal en la medición de volúmenes pulmonares estáticos. En este caso el trastorno sugerente de restricción en espirometría cambia su nombre a trastorno no específico. Su relevancia clínica aún no se ha determinado.

Trastorno dysanapsis

Este trastorno se presenta con una gráfica F/V normal, con una relación VEF1/CVF por debajo del LIN en el prebroncodilatador o por debajo del 70 %, pero presenta también una CVF muy elevada, por lo general, por encima del LSN o > 100 % del predicho y un VEF1 también por encima del LSN o por encima del 100 %.

Este trastorno se explica por la presencia de pulmones con grandes capacidades y buen desarrollo, pero tiene una vía aérea, aunque normal, con un diámetro no proporcional al crecimiento marcado de los pulmones. En general, las personas que presentan este trastorno son consideradas normales, aunque un 20 % de ellos, en el futuro, podría presentar un verdadero trastorno obstructivo, aunque no sea EPOC.

Fecha prueba PRE 11/07/2023 12:58:20									
Parámetros		LLN	Teór.	Best	%Teór.	Z-score	PRE #1	PRE #2	PRE #3
FVC	L	3.91	4.75	5.71*	120	1.87	5.65	5.69	5.71
FEV1	L	3.11	3.82	3.98*	104	0.38	3.75	3.98	3.83
FEV1/FVC	%	71.7	80.8	69.7*	86	-2.01	66.4	69.9	67.1
PEF	L/s	7.13	9.59	8.68*	91	-0.61	7.98	7.89	8.68
ELA	años		42	42	100		44	42	42
FEF2575	L/s	2.28	3.87	2.98	77	-0.92	2.55	2.98	2.61
FET	s		6.00	7.87	131		7.33	7.87	6.10
FIVC	L	3.91	4.75						
FEV1/VC	%	71.7	80.8						
* Mejores valores de todas las curvas - BTPS 1.068 30°C (86 °F) - Teóricos NHANES III									

Figura 18. *Trastorno de tipo dysanapsis.* VEF1/CVF por debajo del LIN (69,7 %) con una CVF del 120 % y con un z-score normal, además, con VEF1 del 104 % y con z-score normal. La gráfica F/V tiene características normales (no se muestra) **Fuente:** archivo personal del autor.

Respuesta al broncodilatador positiva, de forma repetitiva

Algunos estudios han encontrado que la presencia repetida de respuesta al broncodilatador positiva o reversibilidad, en personas sanas expuestas al tabaco, podría ser un factor de riesgo para desarrollar EPOC en el futuro.[56]

No se ha demostrado que el uso de broncodilatadores en personas con espirometría no obstructiva, es decir, sin el diagnóstico de EPOC, se beneficien del uso de broncodilatadores, así muestre respuesta al broncodilatador en la espirometría.[56]

Uso de anticuerpos monoclonales en la EPOC

En pacientes con EPOC que son exacerbadores o que tienen factores de riesgo para exacerbaciones y que ya se encuentran recibiendo terapia broncodilatadora triple (LABA/LAMA/CI) y que, además, presentan un recuento de eosinófilos de al menos 300 cel/uL de sangre (traduciendo un proceso inflamatorio de tipo T2), el uso de dupilumab a dosis de 300 mg (un anticuerpo monoclonal que bloquea los receptores de la IL4 y de la IL13), administrado de manera subcutánea, cada 2 semanas por 52 semanas, se asoció a una reducción en el número de exacerbaciones. También se vincula a una mejoría en la calidad de vida, en la función pulmonar y a tener menos síntomas respiratorios severos, comparados con los que se mantuvieron solo con terapia triple.[166]

Aunque el uso de dupilumab aún no está recomendado en pacientes con EPOC, podría ser una alternativa próxima para un grupo de estos pacientes (entre un 20 a un 40 % de pacientes con EPOC) que presentan una inflamación de tipo T2.[166]

Este subgrupo de pacientes del Grupo E podría beneficiarse de este fármaco como un medicamento que se adiciona a la terapia triple, cuando los pacientes siguen siendo exacerbadores y se han corregidos otros desencadenantes o factores de riesgo.[25]

Anormalidades intersticiales pulmonares (AIP)

Las AIP son cambios que se presentan en regiones pulmonares no dependientes de la gravedad y que afectan a más del 5 % de cualquier zona pulmonar. Estos cambios o anormalidades se presentan en personas asintomáticas que se someten a un estudio tomográfico pulmonar por alguna causa que no sea la búsqueda de una enfermedad intersticial.[166,167] Entre las personas con factores de riesgo para desarrollar cáncer de pulmón y que han sido sometidas a tomografías de tórax de baja dosis o radiación, se ha encontrado una prevalencia entre el 3 y el 10 % de estas AIP.[168]

Los cambios o anormalidades pulmonares (AIP) incluyen las siguientes alteraciones: alteraciones de tipo reticular o en vidrio esmerilado, las nodularidad centrolobulillar difusa (con excepción de los nódulos centrolobulillares), los quistes no enfisematosos, la formación de panal y las bronquiectasias por tracción.[167] Los cambios presentes en menos del 5 % de las zonas pulmonares, que consisten en atenuaciones focales o unilaterales en vidrio esmerilado, reticulación focal o unilateral y anomalías en parches en vidrio esmerilado, se han definido como indeterminados para AIP.

La atelectasia en zonas dependientes de la gravedad, el edema intersticial, la fibrosis paraespinal focal y las anomalías focales leves, así como los hallazgos dependientes de la aspiración de contenido al a vía aérea, no se incluyen en el término AIP.

Alrededor del 8 % de pacientes con EPOC pueden presentar AIP. Su reconocimiento y seguimiento tomográfico y funcional es importante ya que el desarrollo posterior de una enfermedad intersticial a partir de las AIP, son causa de un mayor deterioro funcional y una disminución de la sobrevida.[25]

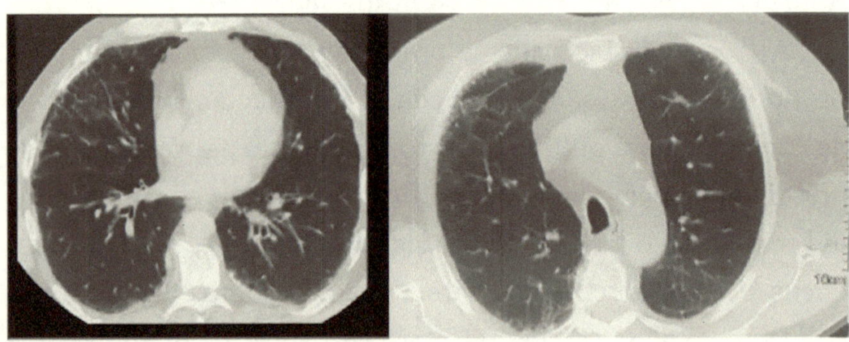

Figura 19. *Anormalidades intersticiales pulmonares en dos personas asintomáticas.*
Fuente: archivo personal del autor.

SEXTA PARTE

¿Qué información relevante se está investigando y publicando sobre las diferentes áreas de la EPOC en los primeros meses del 2024?

La prevalencia de la EPOC en aumento

Nadia AL Wachami y cols.[1] reporta una prevalencia general de EPOC en personas de 40 años o más del 12,64 %. Su equipo encuentra que separados por sexo, los hombres tuvieron una mayor prevalencia de EPOC en comparación con las mujeres (15,47 % para hombres vs. 8,79 % para mujeres). Los resultados que proporcionan se obtuvieron de una revisión sistemática con metaanálisis utilizando un modelo de efectos aleatorios debido a la alta heterogeneidad entre los estudios.

Factores de riesgo para desarrollar EPOC

Cigarrillos electrónicos y vapeo: La información recogida y publicada por Jeffrey E Gotts y cols.[2] encuentra una relación entre el uso de cigarrillos electrónicos con nicotina o sin ella, el vapeo y el desarrollo de síntomas respiratorios, asma y EPOC. Aunque son considerados de menor riesgo que el cigarrillo a base de nicotina para desarrollar EPOC, y también son reconocidos como

1 https://doi.org/10.1186/s12889-024-17686-9
2 http://dx.doi.org/10.1136/bmj.l5275

un método efectivo para ayudar a dejar de fumarlos, su uso a largo plazo resulta ahora controversial debido a sus efectos negativos sobre la función respiratoria en pacientes con EPOC y fumadores, pero también se puede encontrar una asociación entre su uso en personas sin EPOC y el desarrollo posterior de esta enfermedad.

Diagnóstico del EPOC temprano y la búsqueda activa de casos de EPOC: tradicionalmente la tendencia ha sido a no hacer tamizajes masivos para detectar o diagnosticar EPOC en la posible o probable etapa «subclínica». Como hemos conversado en este libro, hay un cambio puntual en esa tendencia, a hacer tamizaje para EPOC en personas con factores de riesgo para cáncer de pulmón y que presentan alteraciones tomográficas sugerentes de enfermedad de la vía aérea. No obstante, no existe un consenso sobre el criterio óptimo para la búsqueda de casos de EPOC. Se puede definir a la EPOC temprana como la presencia del antecedente de tabaquismo de al menos 10 paquetes al año, una relación FEV1/FVC inferior al límite inferior normal, anomalías compatibles en la tomografía computarizada o la disminución acelerada del FEV1 de al menos 60 ml/año en sujetos menores de 50 años.

Por ello, Ching-Hsiung Lin y cols.[3] proponen un diagrama de flujo de búsqueda de casos de EPOC para que sirva como método eficaz para identificar pacientes en riesgo. Los autores proponen identificar a las personas en riesgo de acuerdo con los siguientes criterios: un rango de edad de 35 a 85 años, antecedentes de tabaquismo, síntomas respiratorios o exposición a biomasa, y proponen utilizar como metodología diagnóstica o

---

3 https://doi.org/10.2147/COPD.S413969

de tamizaje sistemas de microespirómetros portátiles. También proponen utilizar cuestionarios validados, ya que se pueden utilizar en cualquier entorno. Recalcan que es muy importante que reciban un programa para dejar de fumar o un control de riesgos, como la reducción de la exposición a la contaminación del aire interior y exterior, así como un control regular de la función pulmonar

EPOC y comorbilidades

Enfermedad cardiovascular: Los pacientes con EPOC tienen entre 3 a 5 veces más riesgo de presentar una enfermedad isquémica coronaria, falla cardiaca, arritmias o enfermedad vascular periférica que las personas sin EPOC. Estas comorbilidades cardiovasculares incrementan el riesgo de morir de los pacientes con EPOC, incrementan el riesgo de exacerbaciones de EPOC y de descompensación cardiovascular, así como también aumentan la sintomatología de los pacientes, y pueden llegar a ser un problema diagnóstico para los cardiológcos y para los neumólogos. Es por este motivo que Javier de Miguel-Díez y cols.[4] ha publicado Multidisciplinary Management of Patients With Chronic Obstructive Pulmonary Disease and Cardiovascular Disease, una iniciativa de SEPAR-la Sociedad Española de Neumología y Cirugía Torácica.

En aquellos pacientes con EPOC y que tengan alguna indicación para el uso de un beta 2 antagonista cardio selectivos podrían beneficiarse con el uso de bisoprolol: esto lo demostraron Zhouzhou Feng y cols.[5] mediante una revisión sistemática

4 https://doi.org/10.1016/j.arbres.2024.01.013
5 https://doi.org/10.2147/COPD.S438930

con metaanálisis. Su equipo de trabajo encontró que aquellos pacientes con EPOC y además usuarios de bisoprolol presentaban una mejor función pulmonar, una mayor distancia caminada en la prueba de caminata y una reducción de las citoquinas proinflamatorias cuando se les comparó con los no usuarios de bisoprolol. El análisis por subgrupos siguió mostrando una diferencia significativa en favor del bisoprolol. No se reportaron que los usuarios de bisoprolol tuvieran más eventos adversos. Incluso, si el paciente sufría de falla cardiaca y tenía EPOC y usaba bisoprolol se seguían apreciando estos beneficios comparados con lo no usuarios de bisoprolol.

Trastornos asociados al sueño debido a hipercapnia: La revisión sistemática de Shah y cols.[6] concluye que una opción alternativa a la ODC mediante sistemas de flujo puede ser el uso de la ventilación mecánica no invasiva en paciente con insuficiencia respiratoria crónica que predominantemente cursa con hipercapnia, ya sea en las fases crónicas de la enfermedad o luego de una EAEPOC, aunque su uso no parece mostrar beneficios con respecto a otros sistemas de ODC en cuanto a la calidad de sueño de estos pacientes.

Síndrome de sobreexposición asma-EPOC o ACO (*asthma* COPD overlap): Zhaoqian Gong y cols.[7] proponen una aproximación a esta comorbilidad utilizando simultáneamente la respuesta del VEF1 al broncodilatador y la medición del FeNO. Los resultados de su estudio sugieren que un aumento de al menos 345 ml de VEF1 podría predecir el diagnóstico de ACO en pacientes con EPOC. Cuando el aumento del VEF1

---

6 http://doi.org/10.1136/thorax-2023-220035
7 https://doi.org/10.1186/s40001-024-01679-w

era menor a 315 ml combinado con un valor de FeNO menor de 28,5 ppm, los pacientes tenían más probabilidades de tener EPOC pura.

EPOC y tratamiento farmacológico

Los macrólidos en los pacientes con EPOC correctamente seleccionados pueden reducir el número de exacerbaciones moderadas por año, así como su severidad. Pueden también prolongar el tiempo entre exacerbaciones y mejorar la calidad de vida, aunque sin influir sobre la función pulmonar u otros parámetros críticos, esto lo comenta una revisión narrativa reciente de Jennifer Pollock y cols.[8]

La terapia de reposición con alfa-1 antitripsina puede ser controversial debido a las diferentes recomendaciones internacionales al respecto. Marc Miravitlles y cols.[9] han publicado un listado de 9 preguntas controversiales sobre el uso de esta terapia para los pacientes con EPOC secundario a esta deficiencia genética. En este comparan las diferentes recomendaciones internacionales y presentan de manera concisa cuáles de ellas parecen ser las más adecuadas para los pacientes.

Un nuevo medicamento inhalado podría ser una nueva opción en el tratamiento de la EPOC: la ensifentrina es un nuevo inhibidor inhalado de la PDE3/4 que mejora la broncodilatación y disminuye los marcadores inflamatorios al actuar localmente sobre el tejido bronquial, con efectos sistémicos mínimos. En los ensayos ENHANCE (ensayos prospectivos, aleatorizados y doble ciego de fase III) se encontró una mejora significativa en el

---

8 https://doi.org/10.1016/j.pupt.2021.102095
9 http://doi.org/10.1183/16000617.0170-2023

VEF1 (aunque por debajo de lo considerado clínicamente relevante), además una mejora de los síntomas de la EPOC y una reducción de las exacerbaciones, sin causar ningún evento adverso grave. Es importante destacar que la administración de inhibidores de PDE3/4 inhalados no causó más efectos secundarios importantes que el uso oral del inhibidor de PDE4 oral (roflumilast), como náuseas, vómitos y diarrea. Estos hallazgos fueron reportados en una revisión narrativa por Muhammad Asad Faruqi y cols.[10]

Corticoides inhalados (CI) en la EPOC, su uso restringido sigue siendo lo mejor: Aunque se reconoce que los CI brindan beneficios clínicos en un subconjunto de pacientes con EPOC con antecedentes de exacerbaciones y recuento de eosinófilos más alto en sangre. Un nuevo hallazgo indica que los eosinófilos pulmonares en sí no parecen ser el objetivo principal de los CI. Existe una relación inversa entre los recuentos de eosinófilos y las proteobacterias, porque las proteobacterias estimulan la producción de IL-8 que es insensible a los corticosteroides y promueven el reclutamiento de neutrófilos. Este es un ejemplo de la interacción entre el microbioma, la inflamación y los CI, y como un biomarcador puede ayudar a decidir un correcto tratamiento, reduciendo el riesgo de eventos adversos. Los CI pueden alterar las respuestas del huésped a los patógenos, mediante la supresión de la secreción de péptidos antibacterianos y alteraciones del fenotipo de los macrófagos. Estos mecanismos pueden desviar el microbioma pulmonar hacia un exceso de proteobacterias después del tratamiento con CI, mecanismo que explica la relación del CI con el aumento de las

10 https://doi.org/10.2147/COPD.S385811

infecciones respiratorias agudas (neumonía, entre otras) y crónicas en pacientes con EPOC. El grupo de Simon Lea y cols.[11] desarrolla muy bien este tema de quienes hemos extraído este breve resumen.

Exacerbación aguda de la EPOC

La mortalidad y los eventos cardiovasculares permanecen incrementados hasta dos años después de una EAEPOC: Esta fue la conclusión de Kimberly Daniels y cols.[12] a la que llegaron luego de que su estudio demostrara que luego de una EAEPOC moderada el riesgo de muerte aumentó durante los 2 años posteriores a ella, y fue más alto durante los primeros 30 días. Además, los riesgos de eventos cardiovasculares aumentaron durante 1 año después de una EAEPOC y fueron más altos en los primeros 30 días. Cada EAEPOC posterior se asoció con tasas cada vez más altas tanto de muerte como de eventos cardiovasculares.

Corticoides inhalados durante la EAEPOC: aunque conocemos de los beneficios del uso del corticoide sistémico a bajas dosis y por tiempos cortos durante una EAEPOC, también sabemos que su uso correcto puede asociarse a eventos adversos no deseados. Es por esto que Efthymia Papadopoulou y cols.[13] llevaron a cabo una revisión sistemática con metaanálisis para comparar el uso de corticoides inhalados frente a corticoides sistémicos durante una EAEPOC. Los resultados no mostraron un beneficio de los corticoides inhalados sobre los sistémicos en cuanto a falla al tratamiento o disminución de la disnea, es decir,

11 https://doi.org/10.1183/16000617.0084-2023
12 https://doi.org/10.2147/COPD.S438893
13 https://doi.org/10.1183/16000617.0151-2023

fueron iguales o no inferiores en estos resultados. Sí pudieron identificar una tendencia a presentar menos reacciones adversas cuando el paciente usó corticoides inhalados, como menos eventos de hiperglicemia, diabetes e infecciones por hongos. El único corticoide inhalado evaluado fue la budesonida nebulizada, que se comparó casi en la totalidad de los estudios con metilprednisolona parenteral.

Insuficiencia respiratoria aguda con hipercapnia o insuficiencia respiratoria crónica reagudiza con hipercapnia: El artículo de revisión narrativa de Mary Jo S. Farmer y cols.[14] nos brinda conceptos actualizados sobre las indicaciones, contraindicaciones y nos da los flujogramas respectivos para iniciar y monitorizar la ventilación mecánica no invasiva en nuestros pacientes con EPOC durante una exacerbación aguda de este tipo.

Rehabilitación respiratoria inmediatamente después de la recuperación de una EAEPOC: Durante muchos años, se había considerado recomendable esperar entre 4 a 8 semanas después de la recuperación de una EAEPOC para iniciar la rehabilitación respiratoria en pacientes con EPOC, se consideraba que iniciarla muy tempranamente durante la hospitalización se asociaba a mayor morbimortalidad; sin embargo, como hemos descrito en el texto, esto ya no parece ser el *state of the art* actual, es por eso que Michele Vitacca y cols.[15] se plantearon intentar predecir que pacientes inmediatamente después de haberse recuperado de una EAEPOC podrían beneficiarse más con una rehabilitación respiratoria precoz; encontraron que los pacientes con EPOC con una distancia baja inicial en la prueba de

14 https://doi.org/10.1016/j.chest.2024.02.040
15 https://doi.org/10.1016/j.arbres.2024.01.001

caminata, así como aquellos con una obstrucción de las vías respiratorias menos grave o ingresados en hospitales de cuidados intensivos, mostraron mayores mejoras en la prueba de caminata. A su vez, aquellos pacientes con EPOC de mayor edad y con mayor disnea tuvieron una mejora prevista menor. Los pacientes con EPOC y un CAT y disnea más graves y una menor distancia en la caminata tuvieron una mayor mejora potencial en CAT, planteando los autores que la combinación de estos parámetros podría servir para seleccionar a los pacientes con EPOC que luego de la resolución de una exacerbación aguda se van a beneficiar más de la rehabilitación pulmonar precoz.

Importancia de la detección y seguimiento de las alteraciones funcionales no obstructivas en personas fumadoras

Shuyuan Yang y cols.[16] publican una revisión sistemática con metaanálisis proporcionando evidencia de que los individuos con PRISm tenían una mayor mortalidad por todas las causas y mayor mortalidad específica por enfermedades cardiovasculares y respiratorias. Estos mayores riesgos de mortalidad ocurrieron predominantemente entre los fumadores de tabaco. Aunque no se pueda hacer el diagnóstico de EPOC en fumadores con un trastorno funcional de PRISm, sí es importante hacer un seguimiento a estas personas e incidir en la necesidad de reducir o dejar el hábito tabáquico para intentar mejorar su pronóstico a largo plazo. Desde el punto de vista funcional, ante el hallazgo de un trastorno PRISm sigue siendo sumamente necesario completar el examen con una prueba de respuesta al broncodilatador si

16 https://doi.org/10.1183/16000617.0135-2023

no se hizo y además realizar la medición de los volúmenes pulmonares estáticos y de DlCO en aquellas personas con alto riesgo de desarrollar alguna enfermedad pulmonar crónica.

Controles y evolución de la enfermedad pulmonar

Javier De Miguel-Díez y cols.[17] mencionan en su revisión que es la continuidad de la atención de los pacientes con EPOC un enfoque fundamental para prevenir y reducir las exacerbaciones y para potencialmente mejorar los resultados de salud de los pacientes. La revisión que ellos hacen encuentra que muchas de las guías de práctica clínica y los documentos de consenso ofrecen recomendaciones para el diagnóstico y tratamiento de los pacientes con EPOC, pero tienen insuficientes o nulas recomendaciones para su seguimiento durante la enfermedad. Los autores han revisado los criterios de derivación para los pacientes con EPOC y las recomendaciones de continuidad de la atención de varias sociedades científicas y concluyen que el seguimiento de la EPOC estable debe centrarse en el tamizaje y control de la enfermedad (monitorización de la función pulmonar, prevención de exacerbaciones, identificación de factores agravantes y comorbilidades) y en la adecuación y adherencia al tratamiento. En estos momentos, la telemedicina puede ser una herramienta útil en el seguimiento de los pacientes con EPOC, especialmente en aquellos con EPOC estable. Es fundamental que el paciente participe en este proceso, por lo que es interesante ofrecer educación sanitaria personalizada sobre la enfermedad y el tratamiento, cómo gestionarla, cómo reconocer los problemas y cómo afrontarlos.

---

17 https://doi.org/10.3390/jcm13020303

Conclusión

Todo el equipo de autores, al concluir este libro, esperamos haber alcanzado a mostrarles una visión integral y actualizada sobre la EPOC. Hemos mostrado que la EPOC sigue siendo una afección que representa un desafío significativo para la salud pública en todo el mundo y sobre todo para los países en desarrollo en donde se producen la mayor cantidad de muertes anuales por esta enfermedad. En todas estas páginas, hemos descrito no solo los fundamentos fisiopatológicos y clínicos de la EPOC, sino también el estado del arte más actualizado sobre ella en lo referente a guías de práctica clínica, recomendaciones internacionales, últimas investigaciones como revisiones sistemáticas y ensayos clínicos y todo lo referente a estrategias de diagnóstico y las opciones de tratamiento más actualizadas y racionales.

No debemos olvidar que, aunque siempre hablamos de la EPOC o del paciente con EPOC, siempre habrá detrás de cada diagnóstico de EPOC una persona, con una vida e historia únicas, una persona que merece toda nuestra atención individualizada y actualizada aplicada a través de una medicina horizontal con toma de decisiones compartidas. Como neumólogos y médicos interesados en este tema, vamos a tener el privilegio y la responsabilidad de proporcionar el mejor cuidado posible a aquellos que enfrentan con valentía esta enfermedad.

Cada mes, cada año, es evidente que estamos avanzando en nuestra comprensión de la EPOC y esto lleva al desarrollo científico de nuevas terapias, pero debemos recordar que la terapia farmacológica es solo complementaria, porque debemos enfocar todos nuestros esfuerzos en no perder de vista el manejo integral de esta enfermedad y sobre todo cómo nuestras intervenciones científicas pueden y deben impactar positivamente en la vida de nuestros pacientes. Desde la prevención primaria, como el luchar contra la prevalencia e incidencia del hábito de fumar hasta el manejo a largo plazo, debemos enfocarnos en mejorar la calidad de vida, reducir las exacerbaciones y mitigar el impacto negativo en la función pulmonar y en la salud general.

Al concluir este libro no nos queda más que expresar nuestro profundo agradecimiento a todos los colegas, investigadores, amigos y pacientes que han contribuido con nuestra comprensión y pasión por abordar íntegramente a esta enfermedad. Queremos llamarlos a cada uno de ustedes a seguir trabajando juntos para avanzar en el conocimiento, mejorar las prácticas clínicas y, lo más importante, brindar esperanza y apoyo a aquellos afectados por esta enfermedad.

Finalmente, esperamos que este libro nos sirva y les sirva como una guía útil y un recurso inspirador actualizado y científico para todos aquellos comprometidos con la lucha contra la EPOC.

Estamos seguros de que trabajando juntos podemos y debemos marcar una diferencia significativa en la vida de quienes viven con esta afección, en la salud respiratoria de las generaciones futuras y en aquellos que depositan sus vidas en nuestras manos.

Los autores

Referencias

1. 2022 exceptional surveillance of chronic obstructive pulmonary disease in over 16 s: diagnosis and management. 2022; 12.
2. A Quick Guide on Chronic Obstructive Pulmonary Disease: 6.
3. Soler-Cataluña JJ, Piñera P, Trigueros JA, Calle M, Casanova C, Cosío BG, et al. Actualización 2021 de la guía española de la EPOC (GesEPOC). Diagnóstico y tratamiento del síndrome de agudización de la EPOC. Arch Bronconeumol [Internet]. Febrero de 2022 [citado 26 de agosto de 2022]; 58(2): 159-70. Disponible en: https://linkinghub.elsevier.com/retrieve/pii/S0300289621001666
4. Miravitlles M, Calle M, Molina J, Almagro P, Gómez JT, Trigueros JA, et al. Actualización 2021 de la Guía Española de la EPOC (GesEPOC). Tratamiento farmacológico de la EPOC estable. Arch Bronconeumol [Internet]. Enero de 2022 [citado 26 de agosto de 2022]; 58(1): 69-81. Disponible en: https://linkinghub.elsevier.com/retrieve/pii/S0300289621001034
5. Bourbeau J, Bhutani M, Hernandez P, Aaron SD, Balter M, Beauchesne MF, et al. Canadian Thoracic Society Clinical Practice Guideline on pharmacotherapy in patients with COPD – 2019 update of evidence. Can J Respir Crit Care Sleep Med [Internet]. 2 de octubre de 2019 [citado 26 de agosto de 2022]; 3(4): 210-32. Disponible en: https://www.tandfonline.com/doi/full/10.1080/24745332.2019.1668652
6. Tzanakis N, Koulouris N, Dimakou K, Gourgoulianis K, Kosmas E, Chasapidou G, et al. Classification of COPD patients and compliance to recommended treatment in Greece according to GOLD 2017 report: the RELICO study. BMC Pulm Med [Internet]. Diciembre de 2021 [citado 26 de agosto de 2022]; 21(1): 216. Disponible en: https://bmcpulmmed.biomedcentral.com/articles/10.1186/s12890-021-01576-6
7. Cheng SL, Lin CH. COPD Guidelines in the Asia-Pacific Regions: Similarities and Differences. Diagnostics [Internet]. 24 de junio de 2021 [citado 26 de agosto de 2022]; 11(7): 1153. Disponible en: https://www.mdpi.com/2075-4418/11/7/1153
8. Halpin DMG, Criner GJ, Papi A, Singh D, Anzueto A, Martinez FJ, et al. Global Initiative for the Diagnosis, Management, and Prevention of Chronic Obstructive Lung Disease. The 2020 GOLD Science Committee Report on COVID-19 and Chronic Obstructive Pulmonary Disease. Am J Respir Crit Care Med [Internet]. 1 de enero de 2021 [citado 26 de agosto de 2022]; 203(1): 24-36. Disponible en: https://www.atsjournals.org/doi/10.1164/rccm.202009-3533SO
9. Cheng SL, Lin CH, Chu KA, Chiu KL, Lin SH, Lin HC, et al. Update on guidelines for the treatment of COPD in Taiwan using evidence and GRADE system-based recommendations. J Formos Med Assoc [Internet]. Octubre de 2021 [citado 26 de agosto de 2022]; 120(10): 1821-44. Disponible en: https://linkinghub.elsevier.com/retrieve/pii/S0929664621002850
10. Agustí A, Celli BR, Criner GJ, Halpin D, Anzueto A, Barnes P, et al. Global Initiative for Chronic Obstructive Lung Disease 2023 Report: GOLD Executive Summary. Eur Respir J [Internet]. Abril de 2023 [citado 31 de mayo de 2023]; 61(4): 2300239. Disponible en: http://erj.ersjournals.com/lookup/doi/10.1183/13993003.00239-2023
11. Calverley PMA, Walker PP. Contemporary Concise Review 2022: Chronic obstructive pulmonary disease. Respirology [Internet]. Mayo de 2023 [citado 31 de mayo de 2023]; 28(5): 428-36. Disponible en: https://onlinelibrary.wiley.com/doi/10.1111/resp.14489
12. Morales OMG, Ali A, Celis-Preciado CA, Casas A, Goyes AB, Franco CA, et al. Clinical practice guidelines on the diagnosis, management, and monitoring of chronic obstructive pulmonary disease in Colombia 2023 (summary). 2023.

13. Bourbeau J, Bhutani M, Hernandez P, Aaron SD, Beauchesne MF, Kermelly SB, et al. 2023 Canadian Thoracic Society Guideline on Pharmacotherapy in Patients With Stable COPD. CHEST [Internet]. Noviembre de 2023 [citado 2 de enero de 2024]; 164(5): 1159-83. Disponible en: https://linkinghub.elsevier.com/retrieve/pii/S0012369223052753
14. Adeloye D, Song P, Zhu Y, Campbell H, Sheikh A, Rudan I. Global, regional, and national prevalence of, and risk factors for, chronic obstructive pulmonary disease (COPD) in 2019: a systematic review and modelling analysis. Lancet Respir Med [Internet]. Mayo de 2022 [citado 26 de agosto de 2022]; 10(5): 447-58. Disponible en: https://linkinghub.elsevier.com/retrieve/pii/S2213260021005117
15. Liu T, Xiang ZJ, Hou XM, Chai JJ, Yang YL, Zhang XT. Blood eosinophil count-guided corticosteroid therapy and as a prognostic biomarker of exacerbations of chronic obstructive pulmonary disease: a systematic review and meta-analysis. Ther Adv Chronic Dis [Internet]. Enero de 2021 [citado 26 de agosto de 2022]; 12: 204062232110287. Disponible en: http://journals.sagepub.com/doi/10.1177/20406223211028768
16. Lowe KE, Regan EA, Anzueto A, Austin E, Austin JHM, Beaty TH, et al. COPDGene® 2019: Redefining the Diagnosis of Chronic Obstructive Pulmonary Disease. Chronic Obstr Pulm Dis J COPD Found [Internet]. 2019 [citado 26 de agosto de 2022]; 6(5): 384-99. Disponible en: https://journal.copdfoundation.org/jcopdf/id/1254/COPDGene-2019-Redefining-the-Diagnosis-of-Chronic-Obstructive-Pulmonary-Disease
17. Kotlyarov S. Involvement of the Innate Immune System in the Pathogenesis of Chronic Obstructive Pulmonary Disease. Int J Mol Sci [Internet]. 17 de enero de 2022 [citado 26 de agosto de 2022]; 23(2): 985. Disponible en: https://www.mdpi.com/1422-0067/23/2/985
18. Gea J, Enríquez-Rodríguez CJ, Agranovich B, Pascual-Guardia S. Update on metabolomic findings in COPD patients. ERJ Open Res [Internet]. Septiembre de 2023 [citado 2 de enero de 2024]; 9(5): 00180-2023. Disponible en: http://openres.ersjournals.com/lookup/doi/10.1183/23120541.00180-2023
19. Murgia N, Gambelunghe A. Occupational COPD —The most under-recognized occupational lung disease? Respirology [Internet]. Junio de 2022 [citado 26 de agosto de 2022]; 27(6): 399-410. Disponible en: https://onlinelibrary.wiley.com/doi/10.1111/resp.14272
20. John C, Guyatt AL, Shrine N, Packer R, Olafsdottir TA, Liu J, et al. Genetic Associations and Architecture of Asthma-COPD Overlap. Chest [Internet]. Mayo de 2022 [citado 26 de agosto de 2022]; 161(5): 1155-66. Disponible en: https://linkinghub.elsevier.com/retrieve/pii/S0012369222001982
21. Rossaki FM, Hurst JR, van Gemert F, Kirenga BJ, Williams S, Khoo EM, et al. Strategies for the prevention, diagnosis and treatment of COPD in low- and middle- income countries: the importance of primary care. Expert Rev Respir Med [Internet]. 2 de diciembre de 2021 [citado 26 de agosto de 2022]; 15(12): 1563-77. Disponible en: https://www.tandfonline.com/doi/full/10.1080/17476348.2021.1985762
22. Abraham RA, Brinker SK. Chronic Obstructive Pulmonary Disease and the Physical Examination. Med Clin North Am [Internet]. Mayo de 2022 [citado 2 de enero de 2024]; 106(3): 423-35. Disponible en: https://linkinghub.elsevier.com/retrieve/pii/S0025712522000244
23. Kotlyarov S. The Role of Smoking in the Mechanisms of Development of Chronic Obstructive Pulmonary Disease and Atherosclerosis. Int J Mol Sci [Internet]. 13 de mayo de 2023 [citado 11 de junio de 2023]; 24(10): 8725. Disponible en: https://www.mdpi.com/1422-0067/24/10/8725
24. Martinez-Garcia MA, Miravitlles M. The Impact of Chronic Bronchial Infection in COPD: A Proposal for Management. Int J Chron Obstruct Pulmon Dis [Internet]. Marzo de 2022 [citado 26 de agosto de 2022]. Volume 17: 621-30. Disponible en: https://www.dovepress.com/the-impact-of-chronic-bronchial-infection-in-copd-a-proposal-for-manag-peer-reviewed-fulltext-article-COPD

25. Venkatesan P. GOLD COPD report: 2024 update. Lancet Respir Med [Internet]. Enero de 2024 [citado 3 de enero de 2024]; 12(1): 15-6. Disponible en: https://linkinghub.elsevier.com/retrieve/pii/S2213260023004617
26. Soler-Cataluña JJ, Lopez-Campos JL. COPD Exacerbation Syndrome: The Spanish Perspective on an Old Dilemma. Int J Chron Obstruct Pulmon Dis [Internet]. Diciembre de 2022 [citado 31 de mayo de 2023]; Volume 17: 3139-49. Disponible en: https://www.dovepress.com/copd-exacerbation-syndrome-the-spanish-perspective-on-an-old-dilemma-peer-reviewed-fulltext-article-COPD
27. Li Y, Lin J, Wang Z, Wang Z, Tan L, Liu S, et al. Bronchodilator Responsiveness Defined by the 2005 and 2021 ERS/ATS Criteria in Patients with Asthma as Well as Chronic Obstructive Pulmonary Disease. Int J Chron Obstruct Pulmon Dis [Internet]. Octubre de 2022 [citado 11 de junio de 2023]; Volume 17:2623-33. Disponible en: https://www.dovepress.com/bronchodilator-responsiveness-defined-by-the-2005- and-2021-ersats-crit-peer-reviewed-fulltext-article-COPD
28. Beasley R, Hughes R, Agusti A, Calverley P, Chipps B, Del Olmo R, et al. Prevalence, Diagnostic Utility and Associated Characteristics of Bronchodilator Responsiveness. Am J Respir Crit Care Med [Internet]. 29 de noviembre de 2023 [citado 2 de enero de 2024]; rccm.202308-1436OC. Disponible en: https://www.atsjournals.org/doi/10.1164/rccm.202308-1436OC
29. Mostofian F, Alkadri J, Tang K, Thampi N, Radhakrishnan D. A real world evaluation of the long-term efficacy of strategies to prevent chronic Pseudomonas aeruginosa pulmonary infection in children with cystic fibrosis. Int J Infect Dis IJID Off Publ Int Soc Infect Dis. agosto de 2019; 85:92-7.
30. Chalmers JD, Boersma W, Lonergan M, Jayaram L, Crichton ML, Karalus N, et al. Long-term macrolide antibiotics for the treatment of bronchiectasis in adults: an individual participant data meta-analysis. Lancet Respir Med. octubre de 2019; 7(10):845-54.
31. Visser SK, Bye PTP, Fox GJ, Burr LD, Chang AB, Holmes-Liew CL, et al. Management of Australian Adults with Bronchiectasis in Tertiary Care: Evidence-Based or Access-Driven? Lung. Diciembre de 2019; 197(6):803-10.
32. Papadakis MA, McPhee SJ, Rabow MW, Education MH. Current medical diagnosis & treatment 2022. McGraw Hill Education New York, NY; 2022.
33. van Dijk M, Mooren KJM, van den Berg JWK, van Beurden-Moeskops WJC, Heller-Baan R, de Hosson SM, et al. Opioids in patients with COPD and refractory dyspnea: literature review and design of a multicenter double blind study of low dosed morphine and fentanyl (MoreFoRCOPD). BMC Pulm Med [Internet]. Diciembre de 2021 [citado 26 de agosto de 2022]; 21(1): 289. Disponible en: https://bmcpulmmed.biomedcentral.com/articles/10.1186/s12890-021-01647-8
34. Celli B. Screening for COPD. Chest [Internet]. Marzo de 2023 [citado 31 de mayo de 2023]; 163(3):481-3. Disponible en: https://linkinghub.elsevier.com/retrieve/pii/S0012369222038508
35. Webber EM, Lin JS, Thomas RG. Screening for Chronic Obstructive Pulmonary Disease: Updated Evidence Report and Systematic Review for the US Preventive Services Task Force. JAMA [Internet]. 10 de mayo de 2022 [citado 2 de junio de 2023]; 327(18):1812. Disponible en: https://jamanetwork.com/journals/jama/fullarticle/2791925
36. Mazzone PJ, Silvestri GA, Souter LH, Caverly TJ, Kanne JP, Katki HA, et al. Screening for Lung Cancer. Chest [Internet]. Noviembre de 2021 [citado 11 de junio de 2023]; 160(5): e427-94. Disponible en: https://linkinghub.elsevier.com/retrieve/pii/S0012369221013076
37. Mekov E, Nuñez A, Sin DD, Ichinose M, Rhee CK, Maselli DJ, et al. Update on Asthma–COPD Overlap (ACO): A Narrative Review. Int J Chron Obstruct Pulmon Dis [Internet]. Junio de 2021 [citado 26 de agosto de 2022];Volume 16:1783-99. Disponible en: https://www.dovepress.com/update-on-asthmacopd-overlap-aco-a-narrative-review-peer-reviewed-fulltext-article-COPD

38. Bhatta L, Leivseth L, Mai XM, Henriksen AH, Carslake D, Chen Y, et al. Spirometric classifications of COPD severity as predictive markers for clinical outcomes: the HUNT Study [Internet]. Respiratory Medicine; 2020 nov [citado 26 de agosto de 2022]. Disponible en: http://medrxiv.org/lookup/doi/10.1101/2020.11.03.20221432
39. Mikulski MA, Gerke AK, Lourens S, Czeczok T, Sprince NL, Laney AS, et al. Agreement Between Fixed-Ratio and Lower Limit of Normal Spirometry Interpretation Protocols Decreases With Age: Is There a Need for a New GOLD Standard? J Occup Environ Med [Internet]. Julio de 2013 [citado 11 de junio de 2023]; 55(7):802-8. Disponible en: https://journals.lww.com/00043764-201307000-00013
40. Stanojevic S, Kaminsky DA, Miller MR, Thompson B, Aliverti A, Barjaktarevic I, et al. ERS/ATS technical standard on interpretive strategies for routine lung function tests. Eur Respir J [Internet]. Julio de 2022 [citado 2 de junio de 2023]; 60(1):2101499. Disponible en: http://erj.ersjournals.com/lookup/doi/10.1183/13993003.01499-2021
41. Zheng J, Zhou R, Zhang Y, Su K, Chen H, Li F, et al. Preserved Ratio Impaired Spirometry in Relationship to Cardiovascular Outcomes. Chest [Internet]. Marzo de 2023 [citado 11 de junio de 2023]; 163(3):610-23. Disponible en: https://linkinghub.elsevier.com/retrieve/pii/S0012369222040648
42. Stanojevic S, Kaminsky DA, Miller MR, Thompson B, Aliverti A, Barjaktarevic I, et al. ERS/ATS technical standard on interpretive strategies for routine lung function tests. Eur Respir J [Internet]. Julio de 2022 [citado 11 de junio de 2023]; 60(1):2101499. Disponible en: http://erj.ersjournals.com/lookup/doi/10.1183/13993003.01499-2021
43. Han MK, Ye W, Wang D, White E, Arjomandi M, Barjaktarevic IZ, et al. Bronchodilators in Tobacco-Exposed Persons with Symptoms and Preserved Lung Function. N Engl J Med [Internet]. 4 de septiembre de 2022 [citado 12 de septiembre de 2022]; NEJMoa2204752. Disponible en: http://www.nejm.org/doi/10.1056/NEJMoa2204752
44. Improving the Reliability Between the BODE Index and the BODS Index in Which the 6-Min Walk Test Was Replaced with the Five-Repetition Sit-to-Stand Test. Int J Chron Obstruct Pulmon Dis.
45. Plaza V, Alobid I, Alvarez C, Blanco M, Ferreira J, García G, et al. Guía española para el manejo del asma (GEMA) versión 5.1. Aspectos destacados y controversias. Arch Bronconeumol. 1 de febrero de 2022; 58(2):150-8.
46. Ezponda A, Casanova C, Divo M, Marín-Oto M, Cabrera C, Marín JM, et al. Chest CT -assessed comorbidities and all-cause mortality risk in COPD patients in the BODE cohort. Respirology [Internet]. Abril de 2022 [citado 26 de agosto de 2022]; 27(4):286-93. Disponible en: https://onlinelibrary.wiley.com/doi/10.1111/resp.14223
47. Shah S, Majmudar K, Stein A, Gupta N, Suppes S, Karamanis M, et al. Novel Use of Home Pulse Oximetry Monitoring in COVID-19 Patients Discharged From the Emergency Department Identifies Need for Hospitalization. Kline JA, editor. Acad Emerg Med [Internet]. Agosto de 2020 [citado 9 de mayo de 2021]; 27(8):681-92. Disponible en: https://onlinelibrary.wiley.com/doi/abs/10.1111/acem.14053
48. Jacobs SS, Krishnan JA, Lederer DJ, Ghazipura M, Hossain T, Tan AYM, et al. Home Oxygen Therapy for Adults with Chronic Lung Disease. An Official American Thoracic Society Clinical Practice Guideline. Am J Respir Crit Care Med [Internet]. 15 de noviembre de 2020 [citado 26 de agosto de 2022]; 202(10):e121-41. Disponible en: https://www.atsjournals.org/doi/10.1164/rccm.202009-3608ST
49. Ohar JA, Ferguson GT, Mahler DA, Drummond MB, Dhand R, Pleasants RA, et al. Measuring Peak Inspiratory Flow in Patients with Chronic Obstructive Pulmonary Disease. Int J Chron Obstruct Pulmon Dis [Internet]. Enero de 2022 [citado 26 de agosto de 2022]; Volume 17:79-92. Disponible en: https://www.dovepress.com/

measuring-peak-inspiratory-flow-in-patients-with-chronic-obstructive-p-peer-reviewed-fulltext-article-COPD

50. Son J, Shin C. Indications for Lung Transplantation and Patient Selection. J Chest Surg [Internet]. 5 de agosto de 2022 [citado 11 de junio de 2023]; 55(4):255-64. Disponible en: http://www.jchestsurg.org/journal/view.html?doi=10.5090/jcs.22.057
51. Torres Macho J, García De Casasola G, López García F. Ecografía clínica en la enfermedad pulmonar obstructiva crónica. Rev Clínica Esp [Internet]. Abril de 2020 [citado 11 de junio de 2023]; 220(3):190-6. Disponible en: https://linkinghub.elsevier.com/retrieve/pii/S0014256519301985
52. Marini TJ, Rubens DJ, Zhao YT, Weis J, O'Connor TP, Novak WH, et al. Lung Ultrasound: The Essentials. Radiol Cardiothorac Imaging [Internet]. 1 de abril de 2021 [citado 11 de junio de 2023]; 3(2):e200564. Disponible en: http://pubs.rsna.org/doi/10.1148/ryct.2021200564
53. COVID-19 rapid guideline: community-based care of patients with chronic obstructive pulmonary disease (COPD): 14.
54. López-Campos JL, Carrasco Hernández L, Ruiz-Duque B, Reinoso-Arija R, Caballero-Eraso C. Step-Up and Step-Down Treatment Approaches for COPD: A Holistic View of Progressive Therapies. Int J Chron Obstruct Pulmon Dis [Internet]. Julio de 2021 [citado 26 de agosto de 2022];Volume 16:2065-76. Disponible en: https://www.dovepress.com/step-up-and-step-down-treatment-approaches-for-copd-a-holistic-view-of-peer-reviewed-fulltext-article-COPD
55. Rábade-Castedo C, De Granda-Orive JI, Riesco-Miranda JA, De Higes-Martínez E, Ramos-Pinedo Á, Cabrera-César E, et al. Clinical Practice Guideline of Spanish Society of Pneumology and Thoracic Surgery (SEPAR) on Pharmacological Treatment of Tobacco Dependence 2023. Arch Bronconeumol [Internet]. octubre de 2023 [citado 2 de enero de 2024];59(10):651-61. Disponible en: https://linkinghub.elsevier.com/retrieve/pii/S0300289623002624
56. Fortis S, Quibrera PM, Comellas AP, Bhatt SP, Tashkin DP, Hoffman EA, et al. Bronchodilator Responsiveness in Tobacco-Exposed People with or Without COPD. Chest [Internet]. marzo de 2023 [citado 11 de junio de 2023];163(3):502-14. Disponible en: https://linkinghub.elsevier.com/retrieve/pii/S0012369222040776
57. Yamaguchi Y, Saif-Ur-Rahman KM, Nomura M, Ohta H, Hirakawa Y, Yamanaka T, et al. Opioid Prescription Method for Breathlessness Due to Non-Cancer Chronic Respiratory Diseases: A Systematic Review. Int J Environ Res Public Health [Internet]. 18 de abril de 2022 [citado 26 de agosto de 2022]; 19(8):4907. Disponible en: https://www.mdpi.com/1660-4601/19/8/4907
58. Furulund E, Bemanian M, Berggren N, Madebo T, Rivedal SH, Lid TG, et al. Effects of Nutritional Interventions in Individuals with Chronic Obstructive Lung Disease: A Systematic Review of Randomized Controlled Trials. Int J Chron Obstruct Pulmon Dis [Internet]. Noviembre de 2021 [citado 26 de agosto de 2022]; Volumen 16:3145-56. Disponible en: https://www.dovepress.com/effects-of-nutritional-interventions-in-individuals-with-chronic-obstr-peer-reviewed-fulltext-article-COPD
59. Lei T, Lu T, Yu H, Su X, Zhang C, Zhu L, et al. Efficacy of Vitamin C Supplementation on Chronic Obstructive Pulmonary Disease (COPD): A Systematic Review and Meta-Analysis. Int J Chron Obstruct Pulmon Dis [Internet]. Septiembre de 2022 [citado 11 de junio de 2023]; Volume 17:2201-16. Disponible en: https://www.dovepress.com/efficacy-of-vitamin-c-supplementation-on-chronic-obstructive-pulmonary-peer-reviewed-fulltext-article-COPD
60. US Preventive Services Task Force, Mangione CM, Barry MJ, Nicholson WK, Cabana M, Chelmow D, et al. Vitamin, Mineral, and Multivitamin Supplementation to Prevent Cardiovascular Disease and Cancer: US Preventive Services Task Force Recommendation Statement. JAMA [Internet]. 21 de junio de 2022 [citado 11 de junio de 2023]; 327(23):2326. Disponible en: https://jamanetwork.com/journals/jama/fullarticle/2793446

61. Barazzoni R, Bischoff SC, Breda J, Wickramasinghe K, Krznaric Z, Nitzan D, et al. ESPEN expert statements and practical guidance for nutritional management of individuals with SARS-CoV-2 infection. Clin Nutr [Internet]. junio de 2020 [citado 9 de mayo de 2021];39(6):1631-8. Disponible en: https://linkinghub.elsevier.com/retrieve/pii/S0261561420301400
62. Jolliffe DA, Camargo CA, Sluyter JD, Aglipay M, Aloia JF, Ganmaa D, et al. Vitamin D supplementation to prevent acute respiratory infections: a systematic review and meta-analysis of aggregate data from randomised controlled trials. Lancet Diabetes Endocrinol [Internet]. Mayo de 2021 [citado 26 de agosto de 2022];9(5):276-92. Disponible en: https://linkinghub.elsevier.com/retrieve/pii/S2213858721000516
63. Fang X, Qiao Z, Yu X, Tian R, Liu K, Han W. Effect of Singing on Symptoms in Stable COPD: A Systematic Review and Meta-Analysis. Int J Chron Obstruct Pulmon Dis [Internet]. Noviembre de 2022 [citado 31 de mayo de 2023];Volume 17:2893-904. Disponible en: https://www.dovepress.com/effect-of-singing-on-symptoms-in-stable-copd-a-systematic-review-and-m-peer-reviewed-fulltext-article-COPD
64. Li Y, Ji Z, Wang Y, Li X, Xie Y. Breathing Exercises in the Treatment of COPD: An Overview of Systematic Reviews. Int J Chron Obstruct Pulmon Dis [Internet]. Diciembre de 2022 [citado 31 de mayo de 2023];Volume 17:3075-85. Disponible en: https://www.dovepress.com/breathing-exercises-in-the-treatment-of-copd-an-overview-of-systematic-peer-reviewed-fulltext-article-COPD
65. Bao W, Li Y, Wang T, Li X, He J, Wang Y, et al. Effects of influenza vaccination on clinical outcomes of chronic obstructive pulmonary disease: A systematic review and meta-analysis. Ageing Res Rev [Internet]. Julio de 2021 [citado 26 de agosto de 2022]; 68:101337. Disponible en: https://linkinghub.elsevier.com/retrieve/pii/S1568163721000842
66. Majorski D, Khan S, Stanzel SB, Wollsching-Strobel M, Kroppen D, Mathes T, et al. Ambulatory Long-Term Oxygen Therapy in Patients with Severe COPD: A Randomized Crossover Trial to Compare Constant-Minute-Volume and Constant-Bolus Systems. Int J Chron Obstruct Pulmon Dis [Internet]. Noviembre de 2023 [citado 2 de enero de 2024]; Volume 18:2543-53. Disponible en: https://www.dovepress.com/ambulatory-long-term-oxygen-therapy-in-patients-with-severe-copd-a-ran-peer-reviewed-fulltext-article-COPD
67. Murphy PB, Brueggenjuergen B, Reinhold T, Gu Q, Fusfeld L, Criner G, et al. Cost-effectiveness of home non-invasive ventilation in patients with persistent hypercapnia after an acute exacerbation of COPD in the UK. Thorax [Internet]. Mayo de 2023 [citado 31 de mayo de 2023]; 78(5):523-5. Disponible en: https://thorax.bmj.com/lookup/doi/10.1136/thorax-2022-219653
68. Zhang L, Wang Y, Ye Y, Gao J, Zhu F, Min L. Comparison of High-Flow Nasal Cannula with Conventional Oxygen Therapy in Patients with Hypercapnic Chronic Obstructive Pulmonary Disease: A Systematic Review and Meta-Analysis. Int J Chron Obstruct Pulmon Dis [Internet]. Mayo de 2023 [citado 11 de junio de 2023]; Volume 18:895-906. Disponible en: https://www.dovepress.com/comparison-of-high-flow-nasal-cannula-with-conventional-oxygen-therapy-peer-reviewed-fulltext-article-COPD
69. Zhang D, Zhang H, Li X, Lei S, Wang L, Guo W, et al. Pulmonary Rehabilitation Programmes Within Three Days of Hospitalization for Acute Exacerbation of Chronic Obstructive Pulmonary Disease: A Systematic Review and Meta-Analysis. Int J Chron Obstruct Pulmon Dis [Internet]. Diciembre de 2021 [citado 26 de agosto de 2022]; Volume 16:3525-38. Disponible en: https://www.dovepress.com/pulmonary-rehabilitation-programmes-within-three-days-of-hospitalizati-peer-reviewed-fulltext-article-COPD
70. Burge AT, Malaguti C, Hoffman M, Shiell A, McDonald CF, Berlowitz DJ, et al. Efficacy of Repeating Pulmonary Rehabilitation in People with COPD: A Systematic Review. Int J Chron Obstruct Pulmon Dis [Internet]. Agosto de 2022 [citado 2 de junio de 2023]; Volume 17:1871-82. Disponible en: https://www.dovepress.com/

efficacy-of-repeating-pulmonary-rehabilitation-in-people-with-copd-a-s-peer-reviewed-fulltext-article-COPD

71. Hurst JR, Buist AS, Gaga M, Gianella GE, Kirenga B, Khoo EM, et al. Challenges in the Implementation of Chronic Obstructive Pulmonary Disease Guidelines in Low- and Middle-Income Countries: An Official American Thoracic Society Workshop Report. Ann Am Thorac Soc [Internet]. Agosto de 2021 [citado 26 de agosto de 2022]; 18(8):1269-77. Disponible en: https://www.atsjournals.org/doi/10.1513/AnnalsATS.202103-284ST
72. Zhang C, Zhang M, Wang Y, Xiong H, Huang Q, Shuai T, et al. Efficacy and cardiovascular safety of LAMA in patients with COPD: a systematic review and meta-analysis. J Investig Med [Internet]. Diciembre de 2021 [citado 26 de agosto de 2022]; 69(8):1391-8. Disponible en: https://jim.bmj.com/lookup/doi/10.1136/jim-2021-001931
73. Mammen MJ, Lloyd DR, Kumar S, Ahmed AS, Pai V, Kunadharaju R, et al. Triple Therapy versus Dual or Monotherapy with Long-Acting Bronchodilators for Chronic Obstructive Pulmonary Disease. A Systematic Review and Meta-analysis. Ann Am Thorac Soc [Internet]. octubre de 2020 [citado 26 de agosto de 2022];17(10):1308-18. Disponible en: https://www.atsjournals.org/doi/10.1513/AnnalsATS.202001-023OC
74. Wedzicha JA, Calverley PMA, Albert RK, Anzueto A, Criner GJ, Hurst JR, et al. Prevention of COPD exacerbations: a European Respiratory Society/American Thoracic Society guideline. Eur Respir J [Internet]. Septiembre de 2017 [citado 26 de agosto de 2022]; 50(3):1602265. Disponible en: http://erj.ersjournals.com/lookup/doi/10.1183/13993003.02265-2016
75. Cazzola M, Rogliani P, Laitano R, Calzetta L, Matera MG. Beyond Dual Bronchodilation - Triple Therapy, When and Why. Int J Chron Obstruct Pulmon Dis [Internet]. Enero de 2022 [citado 26 de agosto de 2022];Volume 17:165-80. Disponible en: https://www.dovepress.com/beyond-dual-bronchodilation--triple-therapy-when-and-why-peer-reviewed-fulltext-article-COPD
76. Figueira Gonçalves JM, Golpe R, Esteban C, Acosta-Sorensen M, Veiga I, Guzmán-Peralta I. Discordance in treatment of chronic obstructive pulmonary disease following GesEPOC guideline vs. GOLD. Rev Clínica Esp Engl Ed [Internet]. Noviembre de 2021 [citado 26 de agosto de 2022]; 221(9):536-9. Disponible en: https://linkinghub.elsevier.com/retrieve/pii/S2254887421001284
77. Bourdin A, Molinari N, Ferguson GT, Singh B, Siddiqui MK, Holmgren U, et al. Efficacy and Safety of Budesonide/Glycopyrronium/Formoterol Fumarate versus Other Triple Combinations in COPD: A Systematic Literature Review and Network Meta-analysis. Adv Ther [Internet]. Junio de 2021 [citado 26 de agosto de 2022]; 38(6):3089-112. Disponible en: https://link.springer.com/10.1007/s12325-021-01703-z
78. Bogart M, Liu Y, Oakland T, Stiegler M. Evaluating Triple Therapy Treatment Pathways in Chronic Obstructive Pulmonary Disease (COPD): A Machine-Learning Predictive Model. Int J Chron Obstruct Pulmon Dis [Internet]. Abril de 2022 [citado 26 de agosto de 2022]; Volume 17:735-47. Disponible en: https://www.dovepress.com/evaluating-triple-therapy-treatment-pathways-in-chronic-obstructive-pu-peer-reviewed-fulltext-article-COPD
79. Gartman EJ, Mulpuru SS, Mammen MJ, Alexander PE, Nici L, Aaron SD, et al. Summary for Clinicians: Clinical Practice Guideline on Pharmacologic Management of Chronic Obstructive Pulmonary Disease. Ann Am Thorac Soc [Internet]. Enero de 2021 [citado 26 de agosto de 2022]; 18(1):11-6. Disponible en: https://www.atsjournals.org/doi/10.1513/AnnalsATS.202007-880CME
80. Zhang J, Xie Y, Kwong JS wing, Ge L, He R, Zheng W, et al. The Efficacy and Safety of Revefenacin for the Treatment of Chronic Obstructive Pulmonary Disease: A Systematic Review. Front Pharmacol [Internet]. 20 de octubre de 2021 [citado 26 de agosto de 2022]; 12:667027. Disponible en: https://www.frontiersin.org/articles/10.3389/fphar.2021.667027/full
81. Tsiligianni I, Hoeines KJ, Jensen C, Kocks JW, Ställberg B, Vicente C, et al. Towards Rational Prescription of Common Inhaler Medication in the Multimorbid COPD Patient. Int J Chron

Obstruct Pulmon Dis [Internet]. Mayo de 2021 [citado 26 de agosto de 2022];Volume 16:1315-27. Disponible en: https://www.dovepress.com/towards-rational-prescription-of-common-inhaler-medication-in-the-mult-peer-reviewed-fulltext-article-COPD

82. Singh D. Pharmacological treatment of stable chronic obstructive pulmonary disease. Respirology [Internet]. Julio de 2021 [citado 2 de junio de 2023]; 26(7):643-51. Disponible en: https://onlinelibrary.wiley.com/doi/10.1111/resp.14046
83. Oshagbemi OA, Franssen FME, van Kraaij S, Braeken DCW, Wouters EFM, Maitland-van der Zee AH, et al. Blood Eosinophil Counts, Withdrawal of Inhaled Corticosteroids and Risk of COPD Exacerbations and Mortality in the Clinical Practice Research Datalink (CPRD). COPD J Chronic Obstr Pulm Dis [Internet]. 4 de marzo de 2019 [citado 26 de agosto de 2022]; 16(2):152-9. Disponible en: https://www.tandfonline.com/doi/full/10.1080/15412555.2019.1608172
84. Alonso-Pérez T, García-Castillo E, López-Campos JL. Escalando y desescalando el tratamiento en la enfermedad pulmonar obstructiva crónica. ¿El inhalador importa? Arch Bronconeumol [Internet]. Septiembre de 2021 [citado 26 de agosto de 2022]; 57(9):604-5. Disponible en: https://linkinghub.elsevier.com/retrieve/pii/S0300289621000405
85. Tantucci C, Pini L. Inhaled Corticosteroids in COPD: Trying to Make a Long Story Short. Int J Chron Obstruct Pulmon Dis [Internet]. Abril de 2020 [citado 26 de agosto de 2022]; Volumen 15:821-9. Disponible en: https://www.dovepress.com/inhaled-corticosteroids-in-copd-trying-to-make-a-long-story-short-peer-reviewed-article-COPD
86. Yebyo HG, Braun J, Menges D, ter Riet G, Sadatsafavi M, Puhan MA. Personalising add-on treatment with inhaled corticosteroids in patients with chronic obstructive pulmonary disease: a benefit-harm modelling study. Lancet Digit Health [Internet]. Octubre de 2021 [citado 26 de agosto de 2022]; 3(10):e644-53. Disponible en: https://linkinghub.elsevier.com/retrieve/pii/S2589750021001308
87. Long H, Xu H, Janssens JP, Guo Y. Single-inhaler triple vs single-inhaler dual therapy in patients with chronic obstructive pulmonary disease: a meta-analysis of randomized control trials. Respir Res [Internet]. Diciembre de 2021 [citado 26 de agosto de 2022]; 22(1):209. Disponible en: https://respiratory-research.biomedcentral.com/articles/10.1186/s12931-021-01794-w
88. Magnussen H, Lucas S, Lapperre T, Quint JK, Dandurand RJ, Roche N, et al. Withdrawal of inhaled corticosteroids versus continuation of triple therapy in patients with COPD in real life: observational comparative effectiveness study. Respir Res [Internet]. Diciembre de 2021 [citado 26 de agosto de 2022]; 22(1):25. Disponible en: https://respiratory-research.biomedcentral.com/articles/10.1186/s12931-021-01615-0
89. Miravitlles M, Kawayama T, Dreher M. LABA/LAMA as First-Line Therapy for COPD: A Summary of the Evidence and Guideline Recommendations. J Clin Med [Internet]. 8 de noviembre de 2022 [citado 31 de mayo de 2023]; 11(22):6623. Disponible en: https://www.mdpi.com/2077-0383/11/22/6623
90. Trigueros JA, Garin N, Baloira A, Aceituno S, Calvo A, Prades M, et al. Cost-Effectiveness Analysis of Triple Therapy with Budesonide/ Glycopyrronium/ Formoterol Fumarate versus Dual Therapy in Patients with Chronic Obstructive Pulmonary Disease in Spain. Int J Chron Obstruct Pulmon Dis [Internet]. Noviembre de 2022 [citado 11 de junio de 2023];Volume 17:2905-17. Disponible en: https://www.dovepress.com/cost-effectiveness-analysis-of-triple-therapy-with-budesonide-glycopyr-peer-reviewed-fulltext-article-COPD
91. Archontakis Barakakis P, Tran T, You JY, Hernandez Romero GJ, Gidwani V, Martinez FJ, et al. High versus Medium Dose of Inhaled Corticosteroid in Chronic Obstructive Lung Disease: A Systematic Review and Meta-Analysis. Int J Chron Obstruct Pulmon Dis [Internet]. Abril de 2023 [citado 11 de junio de 2023];Volume 18:469-82. Disponible en: https://www.dovepress.com/high-versus-medium-dose-of-inhaled-corticosteroid-in-chronic-obstructi-peer-reviewed-fulltext-article-COPD

92. Nici L, Mammen MJ, Charbek E, Alexander PE, Au DH, Boyd CM, et al. Pharmacologic Management of Chronic Obstructive Pulmonary Disease. An Official American Thoracic Society Clinical Practice Guideline. Am J Respir Crit Care Med [Internet]. 1 de mayo de 2020 [citado 26 de agosto de 2022]; 201(9):e56-69. Disponible en: https://www.atsjournals.org/doi/10.1164/rccm.202003-0625ST
93. Tanimura K, Sato S, Fujita Y, Yamamoto Y, Hajiro T, Horita N, et al. The efficacy and safety of additional treatment with short-acting muscarinic antagonist combined with long-acting beta-2 agonist in stable patients with chronic obstructive pulmonary disease: A systematic review and meta-analysis. Chron Respir Dis [Internet]. Enero de 2023 [citado 2 de junio de 2023]; 20:147997312311660. Disponible en: http://journals.sagepub.com/doi/10.1177/14799731231166008
94. Baloira A, Abad A, Fuster A, García Rivero JL, García-Sidro P, Márquez-Martín E, et al. Lung Deposition and Inspiratory Flow Rate in Patients with Chronic Obstructive Pulmonary Disease Using Different Inhalation Devices: A Systematic Literature Review and Expert Opinion. Int J Chron Obstruct Pulmon Dis [Internet]. Abril de 2021 [citado 26 de agosto de 2022];Volume 16:1021-33. Disponible en: https://www.dovepress.com/lung-deposition-and-inspiratory-flow-rate-in-patients-with-chronic-obs-peer-reviewed-article-COPD
95. Mammen MJ, Pai V, Aaron SD, Nici L, Alhazzani W, Alexander PE. Dual LABA/LAMA Therapy versus LABA or LAMA Monotherapy for Chronic Obstructive Pulmonary Disease. A Systematic Review and Meta-analysis in Support of the American Thoracic Society Clinical Practice Guideline. Ann Am Thorac Soc [Internet]. Septiembre de 2020 [citado 26 de agosto de 2022]; 17(9):1133-43. Disponible en: https://www.atsjournals.org/doi/10.1513/AnnalsATS.201912-915OC
96. Liao KM, Wang JJ, Ho CH. Real-World Experience of Treating Chronic Obstructive Pulmonary Disease with Triple Therapy. Int J Chron Obstruct Pulmon Dis [Internet]. Junio de 2023 [citado 16 de agosto de 2023];Volume 18:1057-66. Disponible en: https://www.dovepress.com/real-world-experience-of-treating-chronic-obstructive-pulmonary-diseas-peer-reviewed-fulltext-article-COPD
97. Mintz M, Barjaktarevic I, Mahler DA, Make B, Skolnik N, Yawn B, et al. Reducing the Risk of Mortality in Chronic Obstructive Pulmonary Disease With Pharmacotherapy: A Narrative Review. Mayo Clin Proc [Internet]. Febrero de 2023 [citado 31 de mayo de 2023]; 98(2):301-15. Disponible en: https://linkinghub.elsevier.com/retrieve/pii/S0025619622005420
98. Sivapalan P, Borresen SW, Eklöf J, Klose M, Holm FS, Feldt-Rasmussen U, et al. Adrenal suppression in patients with chronic obstructive pulmonary disease treated with glucocorticoids: Role of specific glucocorticoid receptor polymorphisms. Ricciardolo FLM, editor. PLOS ONE [Internet]. 4 de febrero de 2022 [citado 26 de agosto de 2022]; 17(2):e0262898. Disponible en: https://dx.plos.org/10.1371/journal.pone.0262898
99. Pu X, Liu L, Feng B, Zhang Z, Wang G. Association between ICS use and risk of hyperglycemia in COPD patients: systematic review and meta-analysis. Respir Res [Internet]. Diciembre de 2021 [citado 26 de agosto de 2022];22(1):201. Disponible en: https://respiratory-research.biomedcentral.com/articles/10.1186/s12931-021-01789-7
100. Ishii M, Horita N, Takeuchi M, Matsumoto H, Ebina-Shibuya R, Hara Y, et al. Inhaled Corticosteroid and Secondary Glaucoma: A Meta-analysis of 18 Studies. Allergy Asthma Immunol Res [Internet]. 2021 [citado 26 de agosto de 2022]; 13(3):435. Disponible en: https://e-aair.org/DOIx.php?id=10.4168/aair.2021.13.3.435
101. Miravitlles M, Auladell-Rispau A, Monteagudo M, Vázquez-Niebla JC, Mohammed J, Nuñez A, et al. Systematic review on long-term adverse effects of inhaled corticosteroids in the treatment of COPD. Eur Respir Rev [Internet]. 30 de junio de 2021 [citado 26

de agosto de 2022]; 30(160):210075. Disponible en: http://err.ersjournals.com/lookup/doi/10.1183/16000617.0075-2021

102. LeMaster WB, Quibrera PM, Couper D, Tashkin DP, Bleecker ER, Doerschuk CM, et al. Clinical Implications of Low Absolute Blood Eosinophil Count in the SPIROMICS COPD Cohort. Chest [Internet]. Marzo de 2023 [citado 31 de mayo de 2023]; 163(3):515-28. Disponible en: https://linkinghub.elsevier.com/retrieve/pii/S0012369222040442
103. Chen S, Miravitlles M, Rhee CK, Pavord ID, Jones R, Carter V, et al. Patients with Chronic Obstructive Pulmonary Disease and Evidence of Eosinophilic Inflammation Experience Exacerbations Despite Receiving Maximal Inhaled Maintenance Therapy. Int J Chron Obstruct Pulmon Dis [Internet]. Septiembre de 2022 [citado 2 de junio de 2023];Volume 17:2187-200. Disponible en: https://www.dovepress.com/patients-with-chronic-obstructive-pulmonary-disease-and-evidence-of-eo-peer-reviewed-fulltext-article-COPD
104. Gigon L, Fettrelet T, Yousefi S, Simon D, Simon H. Eosinophils from A to Z. Allergy [Internet]. 7 de mayo de 2023 [citado 11 de junio de 2023]; all.15751. Disponible en: https://onlinelibrary.wiley.com/doi/10.1111/all.15751
105. Tareke AA, Debebe W, Alem A, Bayileyegn NS, Zerfu TA, Ayana AM. Inhaled Corticosteroids and the Risk of Lung Cancer in Chronic Obstructive Pulmonary Disease Patients: A Systematic Review and Meta-Analysis. Kuwano K, editor. Pulm Med [Internet]. 21 de agosto de 2022 [citado 31 de mayo de 2023]; 2022:1-11. Disponible en: https://www.hindawi.com/journals/pm/2022/9799858/
106. Cheng W, Zhou A, Zeng Y, Lin L, Song Q, Liu C, et al. Prediction of Hospitalization and Mortality in Patients with Chronic Obstructive Pulmonary Disease with the New Global Initiative for Chronic Obstructive Lung Disease 2023 Group Classification: A Prospective Cohort and a Retrospective Analysis. Int J Chron Obstruct Pulmon Dis [Internet]. Octubre de 2023 [citado 2 de enero de 2024]; Volume 18:2341-52. Disponible en: https://www.dovepress.com/prediction-of-hospitalization-and-mortality-in-patients-with-chronic-o-peer-reviewed-fulltext-article-COPD
107. Roque A, Taborda-Barata L, Cruz ÁA, Viegi G, Maricoto T. COPD treatment - a conceptual review based on critical endpoints. Pulmonology [Internet]. abril de 2023 [citado 2 de junio de 2023]; S2531043723000557. Disponible en: https://linkinghub.elsevier.com/retrieve/pii/S2531043723000557
108. Di Marco F, Balbo P, De Blasio F, Cardaci V, Crimi N, Girbino G, et al. Early management of COPD: where are we now and where do we go from here? A Delphi consensus project. Int J Chron Obstruct Pulmon Dis [Internet]. febrero de 2019 [citado 26 de agosto de 2022]; Volume 14:353-60. Disponible en: https://www.dovepress.com/early-management-of-copd-where-are-we-now-and-where-do-we-go-from-here-peer-reviewed-article-COPD
109. Shuai T, Zhang C, Zhang M, Wang Y, Xiong H, Huang Q, et al. Low-dose theophylline in addition to ICS therapy in COPD patients: A systematic review and meta-analysis. Abdelbasset WK, editor. PLOS ONE [Internet]. 24 de mayo de 2021 [citado 26 de agosto de 2022];16(5): e0251348. Disponible en: https://dx.plos.org/10.1371/journal.pone.0251348
110. Tse G, Emmanuel B, Ariti C, Bafadhel M, Papi A, Carter V, et al. A Long-Term Study of Adverse Outcomes Associated With Oral Corticosteroid Use in COPD. Int J Chron Obstruct Pulmon Dis [Internet]. noviembre de 2023 [citado 2 de enero de 2024]; Volume 18:2565-80. Disponible en: https://www.dovepress.com/a-long-term-study-of-adverse-outcomes-associated-with-oral-corticoster-peer-reviewed-fulltext-article-COPD
111. Jiang C, Zou J, Lv Q, Yang Y. Systematic review and meta-analysis of the efficacy of N-acetylcysteine in the treatment of acute exacerbation of chronic obstructive pulmonary disease. Ann Palliat Med [Internet]. Junio de 2021 [citado 26 de agosto de 2022];10(6):6564-76. Disponible en: https://apm.amegroups.com/article/view/72787/html

112. Papadopoulou E, Hansel J, Lazar Z, Kostikas K, Tryfon S, Vestbo J, et al. Mucolytics for acute exacerbations of chronic obstructive pulmonary disease: a meta-analysis. Eur Respir Rev [Internet]. 31 de marzo de 2023 [citado 31 de mayo de 2023];32(167):220141. Disponible en: http://err.ersjournals.com/lookup/doi/10.1183/16000617.0141-2022
113. Arif R, Pandey A, Zhao Y, Arsenault-Mehta K, Khoujah D, Mehta S. Treatment of pulmonary hypertension associated with COPD: a systematic review. ERJ Open Res [Internet]. Enero de 2022 [citado 26 de agosto de 2022];8(1):00348-2021. Disponible en: http://openres.ersjournals.com/lookup/doi/10.1183/23120541.00348-2021
114. Humbert M, Kovacs G, Hoeper MM, Badagliacca R, Berger RMF, Brida M, et al. 2022 ESC/ERS Guidelines for the diagnosis and treatment of pulmonary hypertension. Eur Heart J [Internet]. 11 de octubre de 2022 [citado 11 de junio de 2023];43(38):3618-731. Disponible en: https://academic.oup.com/eurheartj/article/43/38/3618/6673929
115. Feng Z, Zhang L, Wang Y, Guo H, Liu J. Efficacy and Safety of Bisoprolol in Patients with Chronic Obstructive Pulmonary Disease: A Systematic Review and Meta-Analysis. Int J Chron Obstruct Pulmon Dis [Internet]. Diciembre de 2023 [citado 2 de enero de 2024]; Volume 18:3067-83. Disponible en: https://www.dovepress.com/efficacy-and-safety-of-bisoprolol-in-patients-with-chronic-obstructive-peer-reviewed-fulltext-article-COPD
116. Bhattacharyya P, Singh B, Sarkar S, Das S, Chakraborty B, Saha D, et al. Impact of long-term doxycycline on lung function & exacerbations: A real-world open, prospective pilot observation on chronic obstructive pulmonary disease. Indian J Med Res [Internet]. 2021 [citado 11 de junio de 2023];153(4):465. Disponible en: https://journals.lww.com/ijmr/Fulltext/2021/04000/Impact_of_long_term_doxycycline_on_lung_function__.11.aspx
117. Adrish M, Hanania NA. Revisiting the Use of Antibiotics to Prevent COPD Exacerbation: Is Doxycycline the Answer? Am J Respir Crit Care Med [Internet]. 1 de septiembre de 2023 [citado 2 de enero de 2024];208(5): 509-11. Disponible en: https://www.atsjournals.org/doi/10.1164/rccm.202307-1302ED
118. Mannino D, Siddall J, Small M, Haq A, Stiegler M, Bogart M. Treatment Patterns for Chronic Obstructive Pulmonary Disease (COPD) in the United States: Results from an Observational Cross-Sectional Physician and Patient Survey. Int J Chron Obstruct Pulmon Dis [Internet]. abril de 2022 [citado 26 de agosto de 2022]; Volume 17:749-61. Disponible en: https://www.dovepress.com/treatment-patterns-for-chronic-obstructive-pulmonary-disease-copd-in-t-peer-reviewed-fulltext-article-COPD
119. Miravitlles M, Kostikas K, Bizymi N, Tzanakis N. A Novel Figure and Algorithm for the Gold ABE Classification. Arch Bronconeumol [Internet]. junio de 2023 [citado 16 de agosto de 2023]; S0300289623001771. Disponible en: https://linkinghub.elsevier.com/retrieve/pii/S0300289623001771
120. Duckworth C, Boniface M, Kirk A, Wilkinson T. Exploring the Validity of GOLD 2023 Guidelines: Should GOLD C and D Be Combined? Int J Chron Obstruct Pulmon Dis [Internet]. octubre de 2023 [citado 2 de enero de 2024]; Volume 18:2335-9. Disponible en: https://www.dovepress.com/exploring-the-validity-of-gold-2023-guidelines-should-gold-c-and-d-be--peer-reviewed-fulltext-article-COPD
121. Anthonisen NR, Harding GKM. Antibiotic Therapy in Exacerbations of Chronic Obstructive Pulmonary Disease. Ann Intern Med. 1987; 106(2).
122. Ruiz-González A, Sáez-Huerta E, Martínez-Alonso M, Bernet-Sánchez A, Porcel JM. A Simple Scoring System to Differentiate Bacterial from Viral Infections in Acute Exacerbations of COPD Requiring Hospitalization. Int J Chron Obstruct Pulmon Dis [Internet]. abril de 2022 [citado 26 de agosto de 2022];Volume 17:773-9. Disponible en: https://www.dovepress.com/a-simple-scoring-system-to-differentiate-bacterial-from-viral-infectio-peer-reviewed-fulltext-article-COPD

123. Steer J, Gibson J, Bourke SC. The DECAF Score: predicting hospital mortality in exacerbations of chronic obstructive pulmonary disease. Thorax [Internet]. noviembre de 2012 [citado 11 de junio de 2023];67(11):970-6. Disponible en: https://thorax.bmj.com/lookup/doi/10.1136/thoraxjnl-2012-202103
124. Utility of the DECAF score for predicting survival of patients with COPD: a meta-analysis of diagnostic accuracy studies. :14.
125. Meeraus WH, DeBarmore BM, Mullerova H, Fahy WA, Benson VS. Terms and Definitions Used to Describe Recurrence, Treatment Failure and Recovery of Acute Exacerbations of COPD: A Systematic Review of Observational Studies. Int J Chron Obstruct Pulmon Dis [Internet]. diciembre de 2021 [citado 26 de agosto de 2022];Volume 16:3487-502. Disponible en: https://www.dovepress.com/terms-and-definitions-used-to-describe-recurrence-treatment-failure-an-peer-reviewed-fulltext-article-COPD
126. Wedzicha JA, Miravitlles M, Hurst JR, Calverley PMA, Albert RK, Anzueto A, et al. Management of COPD exacerbations: a European Respiratory Society/American Thoracic Society guideline. Eur Respir J [Internet]. Marzo de 2017 [citado 26 de agosto de 2022];49(3):1600791. Disponible en: http://erj.ersjournals.com/lookup/doi/10.1183/13993003.00791-2016
127. MacLeod M, Papi A, Contoli M, Beghé B, Celli BR, Wedzicha JA, et al. Chronic obstructive pulmonary disease exacerbation fundamentals: Diagnosis, treatment, prevention and disease impact. Respirology [Internet]. Junio de 2021 [citado 26 de agosto de 2022];26(6):532-51. Disponible en: https://onlinelibrary.wiley.com/doi/10.1111/resp.14041
128. Celli BR, Fabbri LM, Aaron SD, Agusti A, Brook RD, Criner GJ, et al. Differential Diagnosis of Suspected Chronic Obstructive Pulmonary Disease Exacerbations in the Acute Care Setting: Best Practice. Am J Respir Crit Care Med [Internet]. 1 de mayo de 2023 [citado 11 de junio de 2023];207(9):1134-44. Disponible en: https://www.atsjournals.org/doi/10.1164/rccm.202209-1795CI
129. Bruni A, Garofalo E, Procopio D, Corrado S, Caroleo A, Biamonte E, et al. Current Practice of High Flow through Nasal Cannula in Exacerbated COPD Patients. Healthcare [Internet]. 15 de marzo de 2022 [citado 26 de agosto de 2022];10(3):536. Disponible en: https://www.mdpi.com/2227-9032/10/3/536
130. Celli BR, Fabbri LM, Aaron SD, Agusti A, Brook R, Criner GJ, et al. An Updated Definition and Severity Classification of Chronic Obstructive Pulmonary Disease Exacerbations: The Rome Proposal. Am J Respir Crit Care Med [Internet]. 1 de diciembre de 2021 [citado 26 de agosto de 2022]; 204(11): 1251-8. Disponible en: https://www.atsjournals.org/doi/10.1164/rccm.202108-1819PP
131. Peng L, You H, Xu M yu, Dong Z yu, Liu M, Jin W jing, et al. A Novel Metabolic Score for Predicting the Acute Exacerbation in Patients with Chronic Obstructive Pulmonary Disease. Int J Chron Obstruct Pulmon Dis [Internet]. Mayo de 2023 [citado 11 de junio de 2023]; Volume 18:785-95. Disponible en: https://www.dovepress.com/a-novel-metabolic-score-for-predicting-the-acute-exacerbation-in-patie-peer-reviewed-fulltext-article-COPD
132. Mathioudakis AG, Abroug F, Agusti A, Ananth S, Bakke P, Bartziokas K, et al. ERS statement: a core outcome set for clinical trials evaluating the management of COPD exacerbations. Eur Respir J [Internet]. Mayo de 2022 [citado 26 de agosto de 2022];59(5):2102006. Disponible en: http://erj.ersjournals.com/lookup/doi/10.1183/13993003.02006-2021
133. Amado CA, García-Unzueta M, Agüero J, Martín-Audera P, Fueyo P, Lavín BA, et al. Associations of serum sclerostin levels with body composition, pulmonary function, and exacerbations in COPD patients. Pulmonology [Internet]. agosto de 2022 [citado 2 de junio de 2023]; S2531043722001313. Disponible en: https://linkinghub.elsevier.com/retrieve/pii/S2531043722001313

134. Xu X, Zhou L, Tong Z. The Relationship of Fractional Exhaled Nitric Oxide in Patients with AECOPD. Int J Chron Obstruct Pulmon Dis [Internet]. Diciembre de 2023 [citado 2 de enero de 2024]; Volume 18:3037-46. Disponible en: https://www.dovepress.com/the-relationship-of-fractional-exhaled-nitric-oxide-in-patients-with-a-peer-reviewed-fulltext-article-COPD
135. Echevarria C, Steer J, Heslop-Marshall K, Stenton SC, Hickey PM, Hughes R, et al. The PEARL score predicts 90-day readmission or death after hospitalisation for acute exacerbation of COPD. Thorax [Internet]. Agosto de 2017 [citado 11 de junio de 2023];72(8):686-93. Disponible en: https://thorax.bmj.com/lookup/doi/10.1136/thoraxjnl-2016-209298
136. Qian Y, Cai C, Sun M, Lv D, Zhao Y. Analyses of Factors Associated with Acute Exacerbations of Chronic Obstructive Pulmonary Disease: A Review. Int J Chron Obstruct Pulmon Dis [Internet]. Noviembre de 2023 [citado 5 de diciembre de 2023];Volume 18:2707-23. Disponible en: https://www.dovepress.com/analyses-of-factors-associated-with-acute-exacerbations-of-chronic-obs-peer-reviewed-fulltext-article-COPD
137. Stevermer JJ, Fisher L, Lin KW, Liu R, Interstate KP, Goodenberger D. Pharmacologic Management of COPD Exacerbations:A Clinical Practice Guideline from the AAFP. 2021;104(1):12.
138. Chronic obstructive pulmonary disease (acute exacerbation): antimicrobial prescribing. Chronic Obstr Pulm Dis. :26.
139. Baalbaki N, Giuliano C, Hartner CL, Kale-Pradhan P, Johnson L. Azithromycin Versus Beta-lactams in Hospitalized Patients with Acute Exacerbations of COPD. J Gen Intern Med [Internet]. 22 de marzo de 2022 [citado 26 de agosto de 2022]; Disponible en: https://link.springer.com/10.1007/s11606-022-07486-5
140. Xia J, Gu S, Lei W, Zhang J, Wei H, Liu C, et al. High-flow nasal cannula versus conventional oxygen therapy in acute COPD exacerbation with mild hypercapnia: a multicenter randomized controlled trial. Crit Care [Internet]. diciembre de 2022 [citado 26 de agosto de 2022];26(1):109. Disponible en: https://ccforum.biomedcentral.com/articles/10.1186/s13054-022-03973-7
141. Gallardo A, Dévoli A, Gigliotti C, Zamarrón.-López E, Pérez Nieto OR, Núñez Silveira JM. Cánula nasal de alto flujo en pacientes críticos: una revisión narrativa. Respirar [Internet]. 1 de marzo de 2023 [citado 11 de junio de 2023];15(1). Disponible en: https://respirar.alatorax.org/index.php/respirar/article/view/145
142. Xu C, Yang F, Wang Q, Gao W. Comparison of High Flow Nasal Therapy with Non-Invasive Ventilation and Conventional Oxygen Therapy for Acute Hypercapnic Respiratory Failure: A Meta-Analysis of Randomized Controlled Trials. Int J Chron Obstruct Pulmon Dis [Internet]. mayo de 2023 [citado 11 de junio de 2023];Volume 18:955-73. Disponible en: https://www.dovepress.com/comparison-of-high-flow-nasal-therapy-with-non-invasive-ventilation-an-peer-reviewed-fulltext-article-COPD
143. Sarkar M, Madabhavi I, Kadakol N. Oxygen-induced hypercapnia: physiological mechanisms and clinical implications. Monaldi Arch Chest Dis [Internet]. 18 de noviembre de 2022 [citado 11 de junio de 2023]; Disponible en: https://www.monaldi-archives.org/index.php/macd/article/view/2399
144. Morasert T, Kriengwattanakul O, Kulalert P. Effect of Macrolide Antibiotics on In-Hospital Mortality Among Acute Exacerbation of COPD Patients: A Propensity Score-Matched Analysis. Int J Chron Obstruct Pulmon Dis [Internet]. septiembre de 2022 [citado 2 de junio de 2023];Volume 17:2229-39. Disponible en: https://www.dovepress.com/effect-of-macrolide-antibiotics-on-in-hospital-mortality-among-acute-e-peer-reviewed-fulltext-article-COPD
145. Martin-Loeches I, Torres A, Nagavci B, Aliberti S, Antonelli M, Bassetti M, et al. ERS/ESICM/ESCMID/ALAT guidelines for the management of severe community-acquired pneumonia. Intensive Care Med [Internet]. 4 de abril de 2023 [citado 11 de junio de 2023]; Disponible en: https://link.springer.com/10.1007/s00134-023-07033-8

146. Veeravalli S, Soullane S. Approach to Pneumonia in Immunocompetent Patients. McGill J Med [Internet]. 19 de abril de 2022 [citado 11 de junio de 2023];20(2). Disponible en: https://mjm.mcgill.ca/article/view/511
147. An TJ, Yoo YJ, Lim JU, Seo W, Park CK, Rhee CK, et al. Diaphragm Ultrasound is an Imaging Biomarker that Distinguishes Exacerbation Status from Stable Chronic Obstructive Pulmonary Disease. Int J Chron Obstruct Pulmon Dis [Internet]. enero de 2022 [citado 26 de agosto de 2022]; Volume 17:3-12. Disponible en: https://www.dovepress.com/diaphragm-ultrasound-is-an-imaging-biomarker-that-distinguishes-exacer-peer-reviewed-fulltext-article-COPD
148. Zieleskiewicz L, Lopez A, Hraiech S, Baumstarck K, Pastene B, Di Bisceglie M, et al. Bedside POCUS during ward emergencies is associated with improved diagnosis and outcome: an observational, prospective, controlled study. Crit Care [Internet]. diciembre de 2021 [citado 11 de junio de 2023];25(1):34. Disponible en: https://ccforum.biomedcentral.com/articles/10.1186/s13054-021-03466-z
149. Ritchie AI, Baker JR, Parekh TM, Allinson JP, Bhatt SP, Donnelly LE, et al. Update in Chronic Obstructive Pulmonary Disease 2020. Am J Respir Crit Care Med [Internet]. 1 de julio de 2021 [citado 26 de agosto de 2022]; 204(1): 14-22. Disponible en: https://www.atsjournals.org/doi/10.1164/rccm.202102-0253UP
150. Calle Rubio M, López-Campos JL, Izquierdo Alonso JL, Martínez Pitarch D, Pascual MI, Navarrete BA, et al. Consensus on the Management of the COPD Patient in the COVID-19 Setting: COPD Forum Working Group. Arch Bronconeumol [Internet]. noviembre de 2022 [citado 11 de junio de 2023]; 58(11): 776-9. Disponible en: https://linkinghub.elsevier.com/retrieve/pii/S0300289622003453
151. Peng J. Clinical Indicators for Asthma-COPD Overlap: A Systematic Review and Meta-Analysis. Int J Chron Obstruct Pulmon Dis.
152. Calaras D, Mathioudakis AG, Lazar Z, Corlateanu A. Combined Pulmonary Fibrosis and Emphysema: Comparative Evidence on a Complex Condition. Biomedicines [Internet]. 4 de junio de 2023 [citado 16 de agosto de 2023]; 11(6): 1636. Disponible en: https://www.mdpi.com/2227-9059/11/6/1636
153. Nemoto M, Koo CW, Ryu JH. Diagnosis and Treatment of Combined Pulmonary Fibrosis and Emphysema in 2022. 2022;2.
154. Soler-Cataluña JJ, Martinez-Garcia MA. Infección bronquial crónica en EPOC estable. Open Respir Arch [Internet]. Enero de 2023 [citado 11 de junio de 2023];5(1):100234. Disponible en: https://linkinghub.elsevier.com/retrieve/pii/S2659663623000036
155. Sin DD. COPD AND THE AIRWAY MICROBIOME: WHAT RESPIROLOGISTS NEED TO KNOW. Tuberc Respir Dis [Internet]. 11 de abril de 2023 [citado 11 de junio de 2023]; Disponible en: http://e-trd.org/journal/view.php?doi=10.4046/trd.2023.0015
156. Guo L, Wu X, Wu X. Aspergillus infection in chronic obstructive pulmonary diseases. Clin Respir J [Internet]. marzo de 2023 [citado 11 de junio de 2023];17(3):129-38. Disponible en: https://onlinelibrary.wiley.com/doi/10.1111/crj.13585
157. Choi JY. Exacerbation Prevention and Management of Bronchiectasis. Tuberc Respir Dis [Internet]. 10 de mayo de 2023 [citado 11 de junio de 2023]; Disponible en: http://e-trd.org/journal/view.php?doi=10.4046/trd.2023.0010
158. Perlman DM, Maier LA. Occupational Lung Disease. Med Clin North Am [Internet]. mayo de 2019 [citado 11 de junio de 2023]; 103(3): 535-48. Disponible en: https://linkinghub.elsevier.com/retrieve/pii/S0025712518301779
159. Jumat MI, Hayati F, Syed Abdul Rahim SS, Saupin S, Lukman KA, Jeffree MS, et al. Occupational lung disease: A narrative review of lung conditions from the workplace. Ann Med Surg [Internet]. Abril de 2021 [citado 11 de junio de 2023];64. Disponible en: https://journals.lww.com/10.1016/j.amsu.2021.102245

160. Su X, Gu H, Li F, Shi D, Wang Z. Global, Regional, and National Burden of COPD Attributable to Occupational Particulate Matter, Gases, and Fumes, 1990-2019: Findings from the Global Burden of Disease Study 2019. Int J Chron Obstruct Pulmon Dis [Internet]. Diciembre de 2023 [citado 2 de enero de 2024]; Volume 18:2971-83. Disponible en: https://www.dovepress.com/global-regional-and-national-burden-of-copd-attributable-to-occupation-peer-reviewed-fulltext-article-COPD
161. Ali A, Abdelhafiz AS, Saleh MM, Salem H, Rakha MA, Ezzat S. Monocyte to eosinophil ratio as a diagnostic biomarker for overlap syndrome and predictor of disease exacerbation. Int J Immunopathol Pharmacol [Internet]. Diciembre de 2023 [citado 2 de enero de 2024]; 37:03946320231216321. Disponible en: http://journals.sagepub.com/doi/10.1177/03946320231216321
162. Singh G, Acharya S, Shukla S, Jain D. Muco-Obstructive Lung Disease: A Systematic Review. Cureus [Internet]. 11 de octubre de 2023 [citado 2 de enero de 2024]; Disponible en: https://www.cureus.com/articles/183893-muco-obstructive-lung-disease-a-systematic-review
163. Coker RK, Armstrong A, Church AC, Holmes S, Naylor J, Pike K, et al. BTS Clinical Statement on air travel for passengers with respiratory disease. Thorax [Internet]. abril de 2022 [citado 2 de enero de 2024];77(4):329-50. Disponible en: https://thorax.bmj.com/lookup/doi/10.1136/thoraxjnl-2021-218110
164. Yang S, Liao G, Tse LA. Association of preserved ratio impaired spirometry with mortality: a systematic review and meta-analysis. Eur Respir Rev [Internet]. 31 de diciembre de 2023 [citado 2 de enero de 2024];32(170):230135. Disponible en: http://err.ersjournals.com/lookup/doi/10.1183/16000617.0135-2023
165. Lu J, Ge H, Qi L, Zhang S, Yang Y, Huang X, et al. Subtyping preserved ratio impaired spirometry (PRISm) by using quantitative HRCT imaging characteristics. Respir Res [Internet]. 11 de noviembre de 2022 [citado 2 de junio de 2023]; 23(1): 3 09. Disponible en: https://respiratory-research.biomedcentral.com/articles/10.1186/s12931-022-02113-7
166. Bhatt SP, Rabe KF, Hanania NA, Vogelmeier CF, Cole J, Bafadhel M, et al. Dupilumab for COPD with Type 2 Inflammation Indicated by Eosinophil Counts. N Engl J Med [Internet]. 20 de julio de 2023 [citado 2 de enero de 2024]; 389(3): 205-14. Disponible en: http://www.nejm.org/doi/10.1056/NEJMoa2303951
167. Hata A, Schiebler ML, Lynch DA, Hatabu H. Interstitial Lung Abnormalities: State of the Art. Radiology [Internet]. octubre de 2021 [citado 3 de enero de 2024]; 301(1): 19-34. Disponible en: http://pubs.rsna.org/doi/10.1148/radiol.2021204367
168. O'Dowd EL, Tietzova I, Bartlett E, Devaraj A, Biederer J, Brambilla M, et al. ERS/ESTS/ESTRO/ESR/ESTI/EFOMP statement on management of incidental findings from low dose CT screening for lung cancer. Eur Respir J [Internet]. Octubre de 2023 [citado 3 de enero de 2024];62(4):2300533. Disponible en: http://erj.ersjournals.com/lookup/doi/10.1183/13993003.00533-2023

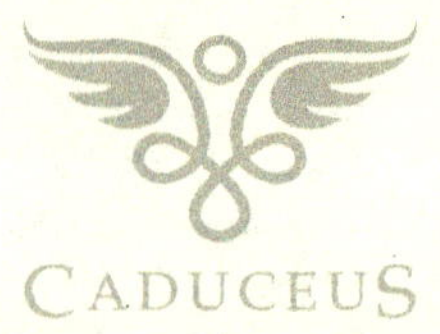
CADUCEUS

www.ingramcontent.com/pod-product-compliance
Lightning Source LLC
LaVergne TN
LVHW091049150826
845673LV00002B/519

* 9 7 8 6 1 2 4 9 4 3 9 9 7 *